Podatki o prvi izdaji:

Frederick Leboyer, **BIRTH WITHOUT VIOLENCE**
Published by Healing Arts Press, ISBN 0-89281-983-9.
It has also been published by Publisher Cedar, ISBN 0 7493 0642 4.
© Fotografije: Leboyer's book, Birth without Violence, Healing Arts Press

https://www.youtube.com/watch?v=bNvcM76rgTo

Prevod: Aleksander Jakopič, **ROJSTVO BREZ SILOVITOSTI**
Oblikovanje in prelom: dr. Andreja Benko, m.i.a.

Available from Amazon.com and other book stores
Printed by CreateSpace

ISBN-13: 978-1539030690
ISBN-10: 1539030695

Frederick Leboyer

ROJSTVO BREZ SILOVITOSTI

Ljubljana, 2016

"Roditi se pomeni trpeti."

Gautama

"Misliš, da se otroci z veseljem rodijo?"
"Kako to misliš, z veseljem?"
"Prav to, kar sem rekel.
Ali misliš, da otroci z veseljem prihajajo na ta svet?"
"Z veseljem? Ampak saj novorojenci nič ne čutijo. Zato niso ne veseli ne žalostni"
"Kako pa to veš?"
"To je očitno. To vsi vedo."
"To pa ni ravno argument, ali pač?"
"Verjetno imaš prav. Ampak vseeno, oni niti ne vidijo, niti ne slišijo še prav, ali pač?"
"In zato sklepaš, da ne občutijo ničesar?"
"Seveda, ničesar ne občutijo."
"Zakaj pa potem tako močno jokajo?"
"Ja, zato, da si razširijo pljuča, mar ne?"
"Da si razširijo pljuča! To pa je odgovor.
Za Božjo voljo, ne reci mi, da nikoli nisi slišal jok novorojenca!"
"Seveda sem ga.
Ampak to še ne pomeni, da je trpel."
"Misliš, da tako izraža svoje zadovoljstvo, svoje navdušenje, ker je z nami?"
"Menim, da ne gre za nobeno od teh reči.
Povedal sem ti že, da novorojenci ne čutijo ničesar."

"Kako da temu tako močno verjameš?
Če lahko še enkrat vprašam."
"Že to, da so tako majceni.
Mislim, pri tej starosti ..."
"Kako lahko intelektualec kot si, izgovoriš kaj takega! Kot da bi imela velikost kaj opraviti s tem. Drobcen! In glede starosti, si mar pozabil, da mlajši kot si, intenzivnejša so tvoja občutja? Novorojeni doživljajo agonije glede stvari, ki so nam nepomembne, saj zaznajo tisočkrat več kot mi. To je blagoslov in prekletstvo povečane senzibilnosti."
"Hm, mogoče imaš prav. Kljub temu pa je še vedno težko doumeti, da čutijo, saj pri tej starosti še ni prave zavesti, ali pač?"
"Zavesti? Misliš torej, da nimajo duše?"
"Ne, ne nisem mislil duše. O duši ne vem ničesar."
"Ampak, zavest? Zavest pa poznaš? Krasno! Končno sem našel nekoga, ki mi lahko razloži to veliko skrivnost. Prijatelj, na kolenih sem. Povej mi, prosim povej, kaj je zavest?"
"No ja ... pravzaprav ... no, poglej, torej ... zavest ..."

Prenehajmo s takšnim dialogom.
Prepir onemogoča,
da vidimo stvari takšne kot so.
Stvari, se pravi dejstva.
Preprosto dejstvo je, da novorojenec takoj ob
rojstvu prične jokati, in to zelo zagrenjeno.
In čeprav je to nenavadno, je to edina stvar,
ki navdušuje prav vse prisotne.
"Kako lepo joka moj otrok!"
Razlaga presrečna mati, vzhičena in očarana,
ker nekaj tako majhnega proizvaja toliko hrupa.
Mar to res preprosto pomeni,
da so vsi refleksi normalni in da stroj deluje?
Torej človek ni več kot stroj?
Morda pa z jokom skuša izraziti bolečino,
neko veliko žalost.
Če otrok tako intenzivno joče,
mar to ne pomeni, da zelo trpi?
Je porod lahko enako stresen
za otroka kot je za mati?
In če je temu tako, ali kdo to upošteva?

Ne zdi se tako, če sodimo po tem kako
sprejemamo novodošle.

Potemtakem se zdi, da je ideja "ono" nič ne vidi,
"ono" nič ne sliši globoko ukoreninjena.
Kako naj bi potem "ono"
lahko občutilo žalost ali bolečino?

Odgovor je preprost.
"Ono" joče, "ono" kriči
na kratko
"ono"
je objekt.

Kaj pa če je slučajno
"ono" že oseba?

Novorojeni ... oseba?
Kaj res?
Medicinske knjige vas prepričajo v nasprotno.
Knjige ...
Kako pogosto znanstvena resnica enega dne
postane laž že naslednjega.
In kako naj torej vemo kaj je kaj?

Opazovati moramo dejstva,
se pravi, spraševati vpleteno osebo,
novorojenega, da morda dobimo odgovore.
Težava je, ker novorojeni ne govori.
A vseeno, ko pomislite na vse zvoke,
ki jih zna spraviti iz sebe,
je težko reči, da se ne zna izražati.
Če si Kitajec zlomi nogo,
boste kljub temu, da ne govorite kitajsko,
njegovo kričanje razumeli perfektno.
In ko smo pri kričanju, kdo na svetu
lahko kriči kot novorojenec?

In če meni ne verjamete,
se prepričajte sami.

Kaj lahko še povemo o tem?
Tragičen izraz na obrazu, vreščeča usta,
te zaprte oči, sprijete veke, te obupne
moledujoče, štrleče roke, pa stopala,
besno brcajoča, skrčene noge,
da zaščitijo občutljivi trebuh,
to meso,
ki ni drugega kot skupek krčev in trzljajev.
Kako lahko rečete, da novorojeni ne govori,
ko pa z vsem svojim bitjem protestira:
"Ne dotikajte se me! Ne dotikajte se me!
Pustite me v miru!"

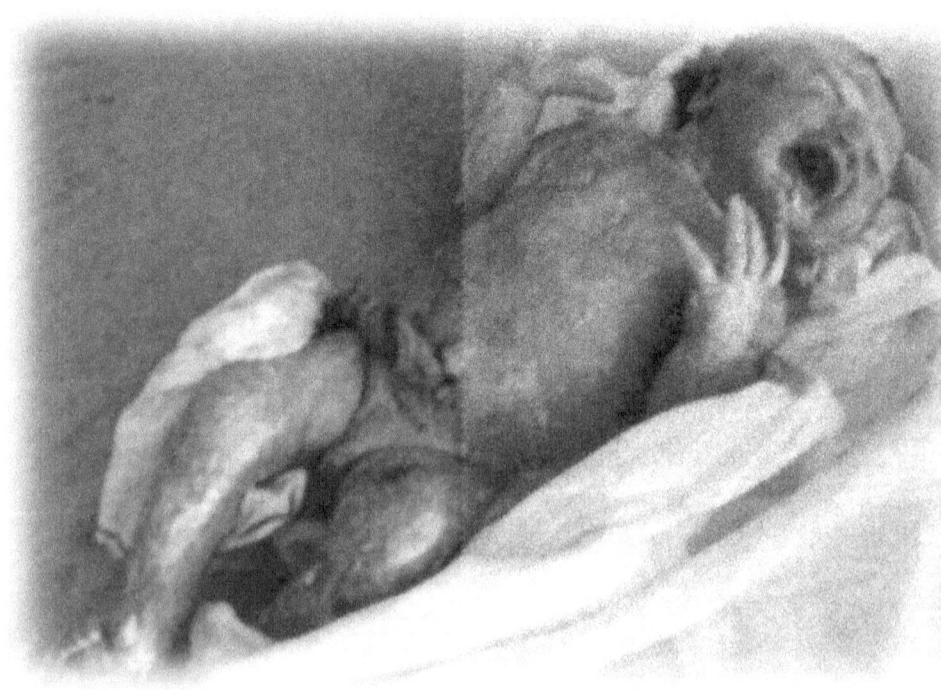

In istočasno prosi:
"Na pomoč! Naj mi kdo prosim pomaga!"

Ste doživeli kdaj toliko obupa v
nekogaršnjem glasu?
Ta otrok hudo trpi.
Pa nihče niti ne opazi.
Mar to ni nenavadno?

"Ali hočeš reči, da ...
je razlog, da ta otrok tako bridko joče ...
hočeš reči, da se trudi povedati nam ... "
"Tvoj razum bo uporabil katerikoli trik,
da blokira resnično spoznanje o rojstvu.
Sodeč po slikah, ki jih vidimo, bi ljudje lahko rekli:
"Ampak to ni normalen porod.

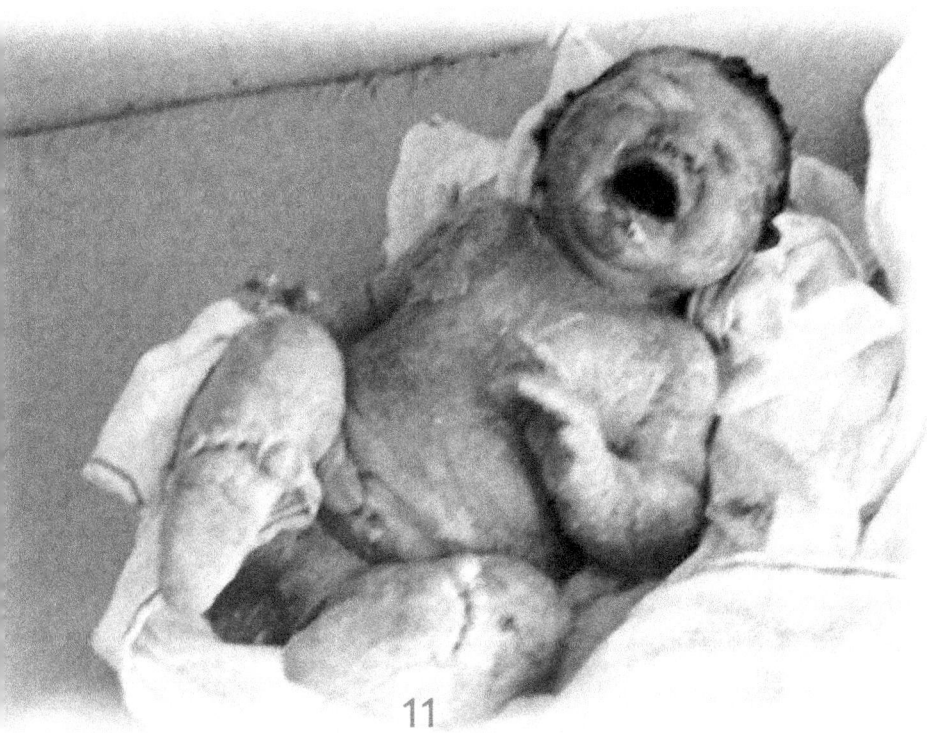

Tega otroka maltretirajo sadisti!"
Sadisti?
Ne.
Zgolj običajni ljudje kot sva ti in jaz.
In če mi ne verjamete,
samo poglejte. Samo zaglejte."

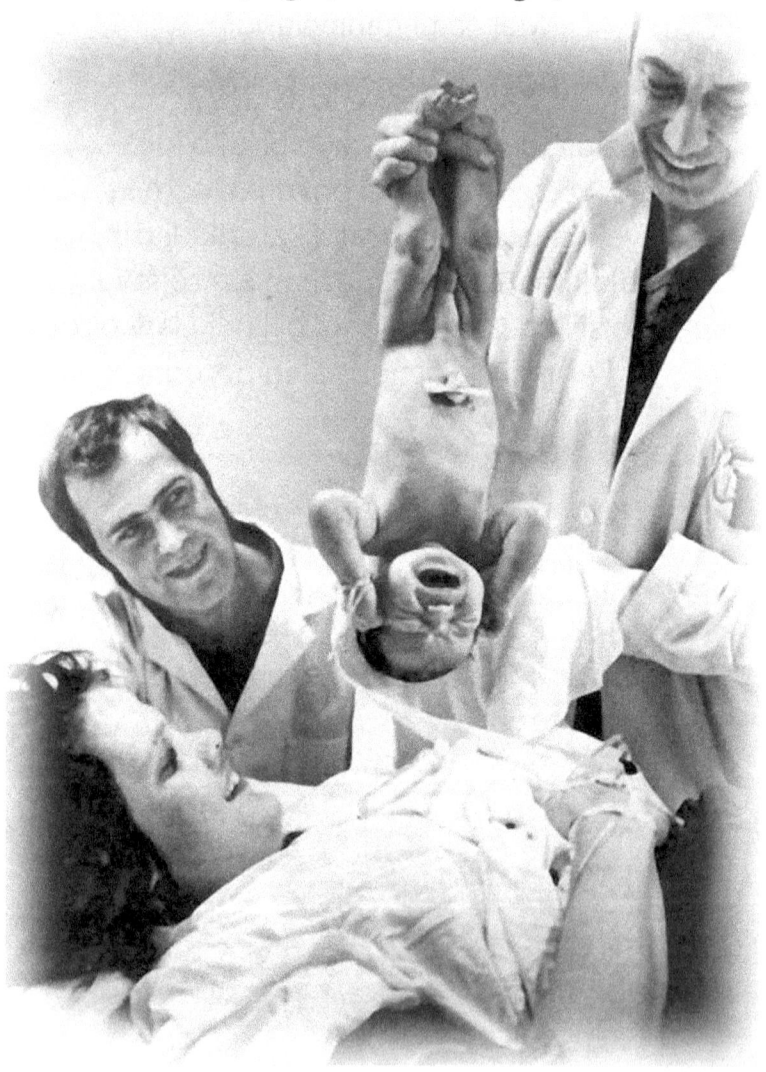

Sveta družina.
V tej sodobni verziji, seveda.
Ravnokar se je rodil otrok.
Mati in oče izgledata presrečna.
Še celo mladi stažist se smeji.
Isti izraz začudenja in sreče žari na vseh obrazih.
Vsi žarijo blaženost.
Vsi razen otroka.
Otrok?
Sploh niste opazili otroka, mar ne?
Joj, ne! Saj to ne more biti res!
Ta izraz neprikritega hudega trpljenja,
te roke grabljajoče, oprijemajoč se svoje glave,
kot nekdo,
ki ga je zadela strela,
v zavetju, ko lahko v vsakem trenutku pade na tla,
kot smrtno ranjen vojak.

Torej ... rojstvo?
To je umor.

In sredi vsega tega trpljenja,
starša ... v ekstazi sreče!

Pa saj ne more biti res!
Ne! Ne more biti res!
A vendar, res je.
Ja, to je rojstvo,
skozi oči otroka.

Mar ni neverjetno kako slepi smo lahko?
Poskušajmo razumeti zakaj.
Pravzaprav je preprosto.
Vzemimo mladega zdravnika, čemu se smeji?
Srečnemu otroku?
Ne ravno.
"Njegov" porod je bil uspešen.
Mati in otrok sta v redu,
zato je lahko zadovoljen.
Zadovoljen s sabo, kot bi se reklo.
Kaj pa mati?
Blaženo srečna, ko se smeji svojemu otroku.
Morda se smeji, ker je porod za njo.
Uspelo ji je!

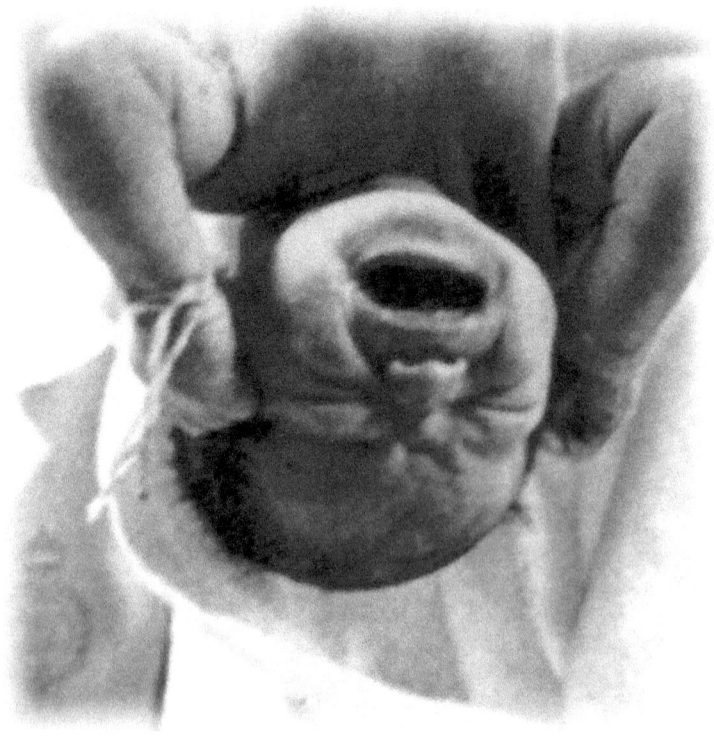

Olajšana je, predvsem pa je ponosna.
Ponosna nase, najverjetneje.
In oče?
Ta človek,
ki najverjetneje še nikoli
ni naredil česa nevsakdanjega,
je uspel proizvesti (ali vsaj tako on misli!)
sina in naslednika!
Pravzaprav bi lahko rekli, da so vsi navdušeni.
Navdušeni nad sabo,
razen, otroka.

Mar ni to tragično?
Morali bi točiti solze sramu,
jokati nad našo lastno slepoto.
Nad prav to slepoto, ki nas sili verjeti,
da ženska mora trpeti, preprosto zato,
ker ne znamo bolje.
K sreči ne verjamemo več staremu reku:
"V bolečinah boš rojevala."
Mar ni čas, da storimo za otroka to,
kar smo skušali narediti za mati?

A kaj lahko storimo za ubogega novorojenca?
Lahko odgovor poiščemo v izjemni,
sodobni tehnologiji?
Ne. Ravno nasprotno.
Šele, ko smo se začeli spraševati
kaj povzroča ženski bolečino med rojevanjem,
smo začeli spoznavati,

da zaradi njenega STRAHU,
ki jo je naredil borbeno in napeto,
ko se znajde v zlobnem krogu:
več bolečine, več strahu,
več strahu, več bolečine.

Z istim preprostim pristopom poizkusimo
razumeti kaj trpljenje povzroča otroku.

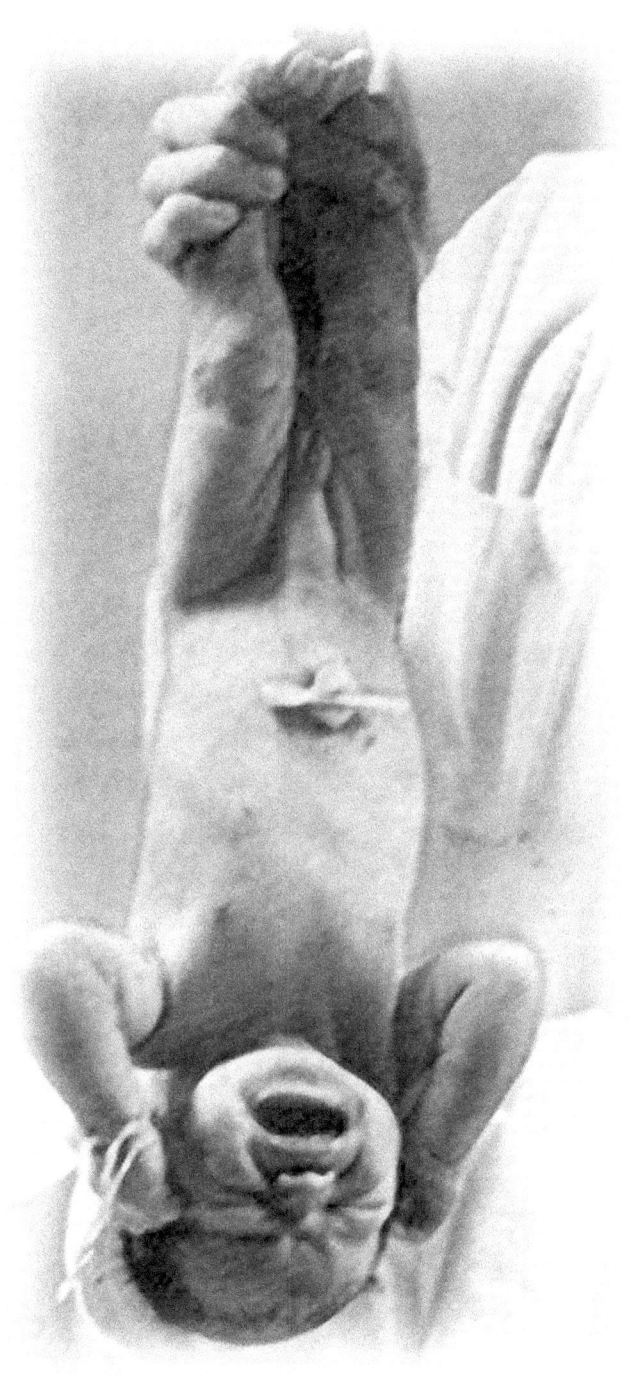

Roditi se, pomeni trpeti.
Rojstvo je bolečina.
Za žensko, kot vsi vemo
in za otroka
kot smo pozabili.
Zdaj, ko smo se končno spomnili,
poskusimo
razumeti zakaj.
Kaj je tisto,
kar rojstvo spremeni v grozoto?

Nočna mora rojstva ni toliko boleča
kot je strašljiva.
Za novorojenega je svet strašljiv prostor.
Prostranstvo in presežek celotne izkušnje rojstva
tako strašita malega popotnika.
Noro zaslepljeni predvidevamo,
da novorojeni ne čuti ničesar.
Ko pravzaprav, čuti … Vse.
Vse, popolnoma, celostno, do skrajnosti.
In to z občutljivostjo,
ki si jo mi ne moremo niti začeti predstavljati.
Rojstvo je vihar,
intenziven val čutnosti s katerim res ne ve,
kaj bi počel.
Čutnost je pravzaprav močnejša pri otroku,
saj je ves nov in
ker je njegova koža tako sveža, nežna,
medtem, ko so naši neobčutljivi, omrtvičeni čuti
postali brezbrižni.
Posledica starosti, ali morda navade.

Začnimo z videnjem.
Novorojeni ne more videti.
Ali so nam le tako povedali v knjigah in
smo se odločili verjeti jim.
Sicer ne bi bili sposobni nikdar zasvetiti s svetlobo
naravnost v oči novorojencu kot to smo.
Kaj pa če bi zastrli svetlobo medtem,
ko se rojeva otrok?

Ampak zakaj zastirati svetlobo za nekoga,
ki je slep?

Slep?
Morda je pa čas,
da mi odpremo oči.
In če jih, kaj lahko ugledamo?
V trenutku, ko prikuka glavica novorojenca
je telo še vedno ujeto,
otrok široko odpre svoje oči.
Le za toliko, da jih nemudoma spet zapre, kričeč.
Slika nepopisljive groze je na njegovem
drobcenem obrazu.

Ali skušamo naše otroke ožigosati z znamenji
trpljenja, nasilja
s tem, ko jih oslepimo kot jih z zaslepljujočo
svetlobo?
Kaj se zgodi pred bikoborbo?
Kako vzgojijo besa polnega bika,
polnega bolečine in jeze?

Zaprt je v popolni temi cel teden,
nato pa pregnan pod zaslepljujočo svetlobo
arene.
Seveda se napolni! Ubijati mora!
Morda tiči morilec tudi v srcu vsakega človeka.
Je to presenetljivo?

Zdaj pa sluh.
Si predstavljate, da je novorojeni gluh?
Nič bolj kot je slep.
Še predno je prišel na ta svet,
se je zavedal zvokov,
ki jih pozna že od nekdaj.
Veliko zvokov pozna že iz Univerzuma,
ki je njegove matere telo;
zanimiva pretakanja, združena pokanja,
in ta čaroben ritem, bit srca,
ali še bolj imenitno, veličastno,
hrumeče pretakanje, valovanje,
včasih vihar
se pravi „njen" dih.
In potem ... „njen" glas,
izjemen v svojih kvalitetah, razpoloženju, naglasu,
prilagodljivosti.
Iz vsega, ki se premika, kot se je, je otrok.
Iz veličastnih daljav prihaja zvok
tega zunanjega sveta.
Kakšna simfonija!

Vedite pa, da so vsi ti zvoki pridušeni,
filtrirani, utišani s tekočinami.
Ko torej pride ven iz "vode", joj, kako svet kriči!
Zvoki, joki, najmanjši šumi v sobi
zvenijo kot tisoče strel,
Nesrečnemu otroku!
To pa le zato, ker se tega ne zavedamo, ali pač,

ker smo pozabili kako občutljiva je čutnost
novorojenca,
da si dovolimo govoriti najglasneje,
ali celo včasih kričati naročila v porodno sobo.

Prav tu, kjer bi morali biti spontano-spoštljivo
tiho, kot smo v cerkvi ali gozdu.

Zdaj že lahko predvidevamo kakšna polomija,
kakšna tragedija je lahko rojstvo,
ko prispemo nenadno v središče te ignorance,
nenamerne krutosti.
Kaj pa koža novorojenca?
Ta prestrašena koža,
ki vztrepeta že ob najnežnejšem dotiku,
koža, ki razpozna približevanje prijatelja od
zlonamerneža, ko prične drhteti,
ta koža, občutljiva kot odprta rana,
ki do tega trenutka ni poznala drugega kot
ljubkovanje prijateljskih valov, ki so jo božali.
In kaj jo čaka zdaj?
Grobost, neobčutljivost,
pošastna mrtvost kirurških rokavic,
ledenost aluminijskih površin,
brisače polne mehčalcev.
Zato novorojenec kriči,
mi pa se
smejimo, navdušeni.

Ko začnejo padati solze iz naših oči

in postanemo zavestni trpljenja,
ki smo ga povzročili z rojstvom,
nekaj v nas ne more drugače kot zakričati
„Nehajte! Preprosto nehajte!"
Pekel ni izmišljotina.
On obstaja.
Ne kot opcija v nekem drugem svetu,
na koncu naših dni,
ampak tukaj in zdaj, prav na začetku.
Koga bi presenetilo spoznanje,
da nas ta videnja grozote preganjajo do konca
naših dni?

Je potemtakem to To?
Je To podaljševanje trpljenja?
Ne.

Res je ogenj, ki žge kožo, slepi oči,
onemogoča celotno bivanje,
kot da bi ubogi novorojeni pogoltnil ta ogenj.
Pomislite na svojo prvo cigareto,
ali na svoje prvo žganje
in se spomnite solz, ki so pritekle iz vaših oči,
kako je z dušenjem protestiral vaš vdih.
Takšen spomin vam lahko pomaga razumeti kako
se otrok počuti,
ko vleče vase svoj prvi vdih.
Seveda kriči,
z vsem bitjem si prizadeva izničiti ta zloben ogenj,

bori se s tem dragocenim zrakom,
ki je osnovna substanca življenja!
Potemtakem se vse začne z „Neee!",
življenju osebno.
Ko bi bilo vsaj tu konec trpljenju, bolečini.
Pa ni.
Prav nič prej se ne rodi otrok, če za zagrabimo za
noge in ga obrnemo na glavo v zraku!
Da bi dobili občutek neprenosljivega sosledja
izkušnje novorojenca,
se moramo malo vrniti,
nazaj v maternico.
V maternici se otrokovo življenje odvija v dveh
dejanjih, dveh sezonah,
ki se razlikujeta kot pomlad in zima.
Začne se z „zlato dobo".
Plod, nežna kal, ki razvija obliko, rastoča,
lepega dne postane zarodek.
Od rastline do živali; pojavi se razvoj,
ki razširi, na zunaj mali paket do presežkov.
Mala rastlina se je naučila premikati svoje veje,
zarodek sedaj uživa svoje izrastke.
Nebeška svoboda!
Ja, to je zlata doba!
To malo bitje je breztežno, svobodno vseh vezi,
vseh skrbi.

Medtem, ko ga breztežnega nosijo tekočine
se igra,
se navdušuje,
se poganja lahek kot perje,
švigajoč hitro in briljantno kot riba.

V svojem neomejenem kraljestvu,
v svoji neograjeni svobodi,
medtem ko leti skozi neskončnost časa,
preizkusi vsa odela,
poizkusi in uživa vse oblike
ki jih je zase izsanjalo Življenje.

Torej, zakaj mora držati,
da mora vse postati svoje lastno nasprotje?
To je, na žalost, pravilo, ki se mu vse podreja.
Tako pač je, ko plešemo usklajeni z
Univerzalnim Dihom,
noč pripelje dan, poletje zimo.
To je neizogibno pravilo, ki spremeni čarobni vrt,
kjer se je otrok nekoč igral tako sproščeno,
v vrt senc in žalosti.

V prvi polovici nosečnosti je jajce
(se pravi membrana,
ki obkroža in vsebuje zarodek,
in tekočine v katerih plava)
zrastlo hitreje kot otrok.
Od sedaj naprej pa obratno postane resnica:
zarodek sedaj postaja precej večji, postajajoč mali

otrok.

Jajce počne nasprotno.
Dosegel je svojo lastno dovršenost
in ne more več rasti.
Ker je tako zrastlo, se lahko nekega dne otrok
oprime nečesa trdnega; sten maternice,
in prvič spozna,
da ima njegovo kraljestvo meje.
Ker še vedno raste, prostor okrog njega postaja
bolj in bolj tesen.
Zdi se, da ga hoče zapreti lasten svet,
ko ga stiska v svojih krčih.
Bivši absolutni vladar se mora sedaj sprijazniti s
Pravilom!

Brezskrbna prostost, zlate ure!
Moja nespametna mladost!
Kam si šla?
Zakaj si me zapustila?

Otrok, nekoč sam svoj gospodar, postane sedaj
ujetnik.
Obzidan.
In to v kakšnem zaporu.
Ne le, da stene pritiskajo nanj,
ki ga stiskajo z vseh strani,
celo dno mu prihaja nasproti,
celo strop počasi razpada nad njim,
neusmiljeno prisiljuje njegov vrat,

da se upogne.
Kaj drugega lahko stori,
kot da podrejeno skloni svojo glavo
in sprejme to poniženje.
In čaka.
A nekega dne je nagrajen za svojo ponižnost.
Na njegovo začudenje stisk postane objem.
Stene nenadoma oživijo in oprijem postane
ljubeč!
Kaj se dogaja?
Njegov strah se spreminja v veselje!
Sedaj oživi v blaženih občutjih, ki so ga prvič
spravile v drget.
Ko prihajajo se muzajo v zadovoljstvu,
usločijo hrbet,
upognejo glavo
in čakajo,
a tokrat v veselem pričakovanju,
začudeni.

In kaj se dogaja?
Kaj je vsemu temu razlog?
Popadki?
Popadki zadnjega meseca nosečnosti
ogrevajo maternico
in jo pripravljajo na novo vlogo.
A potem, lepega dne ...
se nežni valovi razživijo v nevihto.

V objemu postane neznosno!
Vse polzi, se drobi namesto da bi stalo,
varovalo!
Nekoč prijetna igra je postala grozna.
Ne gre za nadlegovanje, za pregon gre.
Pa sem mislil, da me ljubiš,
zdaj me pa mečkaš, ubijaš
in me vlečeš dol.
Rada bi da umrem,
da se izstrelim v ... to praznino,
v to brezno brez dna.

Z vso močjo, ki jo lahko zbere,
se otrok upira.
Noče se posloviti, noče oditi, niti skočiti ...
karkoli ... samo ne v to praznino.
Bori se, da ne bi bil izvržen, izključen,
a bo seveda izgubil.
Hrbtenica otrdi,
glava ponikne med rameni,
srce udarja kot da bo počilo,
otrok ni drugega kot skupek nasilja.
Stene pritiskajo nanj kot vinska preša
drobi grozde.
Njegova ječa je postala prehod,
ki se spreminja v lijak.

Kot da bi se njegova groza, ki je nepopisna,
spremenila v bes.

Motiviran z jezo, bo napadel.
Stene me hočejo ubiti, morajo omogočiti pot!
In te stene so ... moja mati!
Moja mati, ki me je nosila, ki me je ljubila!
Se ji je zmešalo?
Ali se je meni?
Ta pošast me ne izpusti.
Moja glava, moja uboga glava,
ki nosi vso to bolečino bo eksplodirala.
Konec je blizu.

To zagotovo pomeni smrt.
Kako bi lahko vedelo, to ubogo, nesrečno bitje,
da se s temačnostjo in nejasnostjo približuje
dosegu svetlobe,
svetlobe življenja!

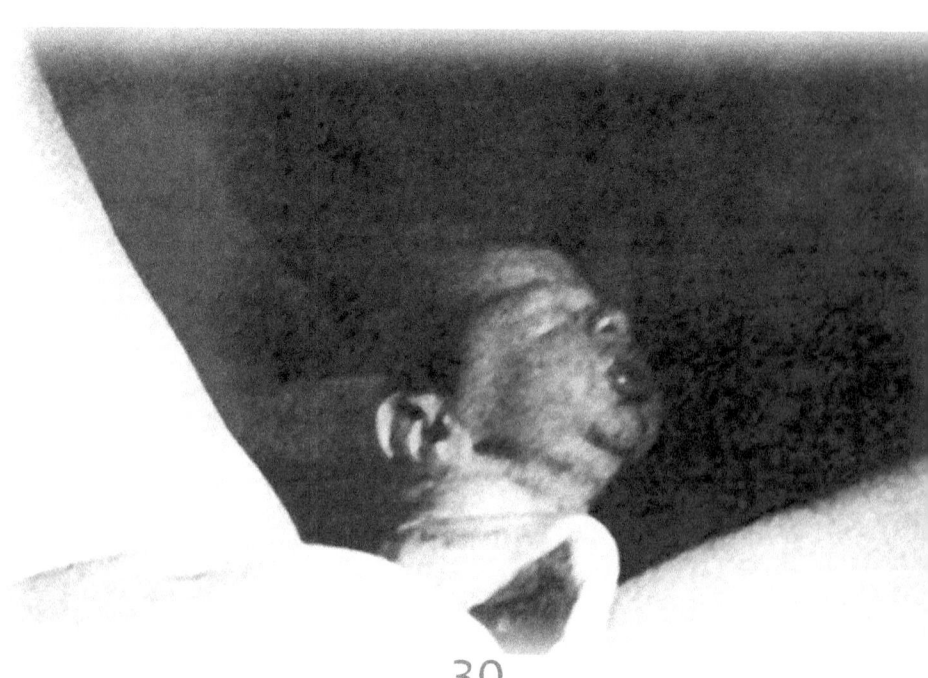

Šele potem se zdi, da se je vse spremenilo v kaos!
Stene so me izpustile, zapor, ječa je izginila.
Ničesar ni.
Je razneslo celotni univerzum?
Ne.
Rodil sem se ...
in krog mene, ta praznina.

Svoboda, neznosna svoboda.
Prej me je vse drobilo, ubijalo,
a sem bil vsaj čemu podoben,
imel sem obliko!
Ječa, zdrobil sem te!
Mati, o mati moja, kje si?
In brez tebe, kje sem jaz?
Če ti si odšla
jaz ne obstajam več.
Pridi nazaj, vrni se k meni.
Objemi me! Zdrobi me!
Da spet lahko bom!

Strah vedno udari od zadaj.
Sovražnik te zmeraj napade od spredaj.
Otrok je nor od zaskrbljenosti
iz preprostega razloga,
ker ni več objet.
Njegova hrbtenica, ki je bila ukrivljena dolge
mesece,
in so jo popadki napeli kot lok,

je nenadoma sproščena,
kot lok, ki izstreli puščico.
Kakšen šok!
Da bi umirili, opogumili in potešili p
restrašenega otroka,
moramo obkrožiti to malo telo,
da ga ubranimo pred praznino,
rešimo pred neželeno svobodo,
ki je še ne more okusiti ali se je veseliti,
saj je prišel kar naenkrat, precej prehitro.
Pomagati mu moramo kot izenačimo
zračni pritisk nekomu,
ki je iz globin prehitro priplaval na površje.

Kakšni norci smo?
namesto da bi obkrožili malo telo,
ga obrnemo na glavo, da niha v praznini.
In glavo, to ubogo glavo,
ki se je rodila z glavnim valom katastrofe,
pustimo bingljati, tako otroku dajemo občutek,
da je vse vrtinčasto, da se vse vrti,
da Univerzum ne prinaša drugega kot vrtoglavico.

Potem, kam odložimo mučenika, tega otroka,
ki prihaja iz zavarovane, tople votline?
Položimo ga na
ledeno hrapavost tehtnice!
Jeklo, težko in hladno, hladno kot led,
Mraz, ki peče kot ogenj.
Sadist bi ne zmogel bolje.

Otrok kriči glasneje in glasneje.
A kaj, ko so vsi ostali prevzeti/zamaknjeni.
„Slišite! Slišite kako joka!" pravijo,
navdušeni nad hrupom, ki ga povzroča.

In potem gre proč.
Obrnjen na noge, seveda.
Še en prevrat, še več vrtinčenja.
Odložimo ga na mizo in ga zapustimo,
a ne za dolgo.
In sedaj kapljice.
Ni dovolj, da smo ga v oči zbodli s svetlobo
usmerjeno direktno v njegov obraz,
sedaj imamo nekaj še hujšega pripravljeno zanj.
Ker smo odrasli, smo močnejši,
zato odločamo.

Seveda prevladamo.
Prisilimo nežni veki, da se razpreta,
da vlijemo nekaj kapljic pekoče tekočine …
Kapljic.
Kapljic ognja, ki naj bi ga zaščitili pred infekcijo,
ki smo jo že zdavnaj izkoreninili.
Kot da bi vedel, kaj ga čaka,
se bori kot obseden,
stiska svoji veki močno skupaj,
in se tako skuša zaščititi.

Nato je prepuščen sam sebi.
Zbegan v tem nepredstavljivem, norem,

sovražnem svetu,
ki kaže, da je nagnjen k temu, da ga uniči.
Pobeg! Pobeg!
Nenadoma se zgodi neverjetna stvar:
na robu joka, na robu sape,
na robu trpljenja novorojeni najde pot za pobeg.
Saj ne, da bi ga njegove noge lahko kam odnesle,
a poleti lahko v sebi.
Roke in noge skrčene, zvite v žogo,
prav kot da bi bil spet zarodek.
Zavrnil je svoje rojstvo in prav tako Svet.
Sedaj je nazaj v paradižu,
prostovoljni ujetnik v simbolični maternici.

A njegovi dragoceni trenutki miru ne trajajo dolgo.
Biti mora ličen, da bo dobro izgledal pred materjo!
Za njeno voljo mora biti stlačen
v te naprave za mučenje,
ki jih imenujemo oblačila.

Kozarec smo izpraznili do dna.
Iztrošen, premagan otrok se preda.
Dovoli si pasti nazaj v naročje
svojega edinega prijatelja,
v svoje edino zatočišče:
spanec.

To nasilje, masaker nad nedolžnim,
ta umor
je to, kar smo naredili iz rojstva.

Kako naivno, kako nedolžno si je predstavljati,
da to ne bo pustilo sledi;
da lahko nekdo pride nepoškodovan,
nezaznamovan iz takšne izkušnje.
Brazgotine so povsod:
v našem mesu, naših kosteh, naši hrbtenici,
v nočnih morah, naši norosti,
IN SO VSA NOROST, NEUMNOST SVETA -
NASILJE, VOJNE, JEČE.

O čem drugem vsi miti in legende jočejo,
vsa naša sveta pisanja,
če ne o tej tragični Odisejadi.

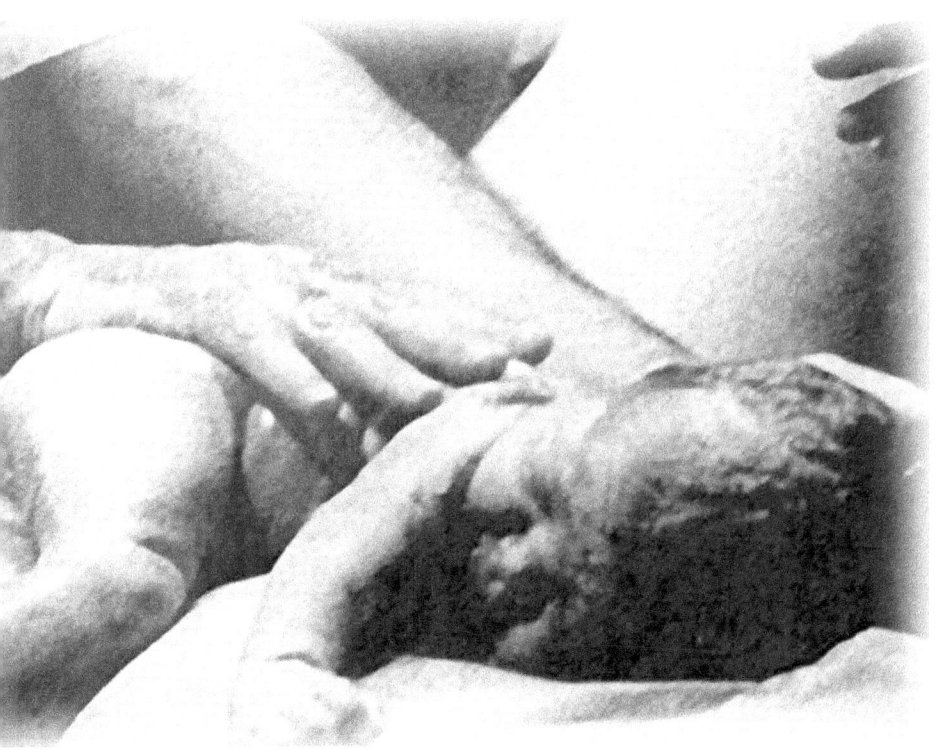

Odgovor je vprašanje

Sprašujemo se, kako najbolje pripraviti otroka...
Sedaj lahko vidimo, da otrok ni ta,
ki potrebuje pripravo.
Pripraviti se moramo mi sami.
Naše oči se morajo odpreti,
naša slepota pa nehati.
Če bi uporabili samo malo razuma,
bi zelo poenostavili stvari.
Skratka, vse se že začne nesmiselno.
Otrok je bil v zaporu,
takoj po osvoboditvi pa porumeni!
To pravijo, se pogosto zgodi zapornikom.
Odpremo vrata celice,
in svoboda zapornika dezorientira,
stopi jim v glavo!
Pravzaprav se pričnejo obnašati,
kot da pogrešajo svojo celico,
svojo ječo, in bi bili raje zopet zaprti!
In podzavestno počno vse, kar lahko,
da bi se ponovno znašel, varen za rešetkami!
Istočasno, ko vidite kako novorojenca
straši lastna svoboda,
ga sprašujete:
„Zakaj jočeš?
Popolnoma nesrečen si,
ko pa bi moral biti presrečen!
Poskusi doumeti kaj se je zgodilo,
da boš lahko užil svojo novo svobodo!

Spoznaj kako se lahko raztegneš,
igraš in premikaš naokoli!
Zakaj pravzaprav jočeš?"

V tej točki se zdi, da je vse v stanju
popolne zmede,
ki se je skoraj ne da urediti.
Pa vendar je vse tako preprosto.
Kot bomo videli.

Za sporazumevanje se moramo z otrokom
meniti v jeziku,
ki ga bo lahko razumel, ki ne sloni na besedah,
pa je vseeno razumljiv vsakemu.
Ljubezen.
Pogovarjajte se v ... jeziku ljubezni ... z
novorojencem!
Zakaj, ja seveda!
Kako drugače pa se sporazumevajo zaljubljeni?

Ničesar ne povedo, enostavno se dotaknejo.
Ker so skromni in sramežljivi, zastrejo svetlobo,
raje imajo mrak, noč.
V temi in tišini sežejo drug po drugem,
z rokami objamejo drug drugega, poustvarijo
staro ječo,
kjer so se počutili varne,
zaščitene pred zunanjim svetom.
Njihove roke govorijo,
razumejo pa jih njihova telesa.

Torej, tako se govori z novorojencem:
v tišini in temi,
z nežnimi in ljubečimi rokami,
ki opogumljajo in se premikajo počasi,
usklajeno z njegovim dihanjem.

Privoščimo si korak za korakom,
občutek za občutkom, kot pride.

Pa začnimo z vidom.
Kot zaljubljenci, pogasnimo luči.
Kdo bi se lahko ljubil pod reflektorji?
Potemtakem pustimo goreti najmanjše luči –
svečo na primer - da bo zdravnik lahko videl.
Kako mirna in pomirjujoča je ta pol-svetloba,
ki je usklajena z notranjo tišino matere.

In sedaj sluh.
Ne more biti bolj preprosto;
vse kar moramo storiti je,
da ostanemo tiho.
Preprosto?
Morda ni tako preprosto kot se sprva zdi.
Razum je tako glasen.
Ni vedno preprosto ostati tiho v družbi ljudi.
Nekdo si vedno nekaj izmisli in
je primoran to izreči.
Preprosto je, če upoštevamo druge in
naše lastne globine,

da bomo doživeli tisto nekaj,
ki presega besede.
A tišina ni nekaj kar pride k nam spontano,
moramo jo poiskati in priklicati iz lastnih globin.
V resnici je prva ženska,
ki je izkusila tišino med porodom,
to doživela kot novost, ki moti, celo straši.

Ob koncu poroda, mora biti le malo
spregovorjenih besed v porodni sobi.
V tišini lahko občutite,
da se približujete nečemu podobnemu kot je
gravitacija.
Tišina bo kot molčečnost,
ki umiri sobo, ko nekdo umira.
Morda prestopamo isti prag,
ko prihajamo ali odhajamo.

Taka, skoraj otipljiva tišina naredi
zelo močan vtis na otroka,
čeprav kako ali zakaj, ne moremo razložiti.
Vseeno prežene paniko,
zadrži strah, ki je čakal,
da privre skupaj z otrokom, v otroku.
Seveda, je včasih potrebno spregovoriti,
da izdamo napotilo.
To moramo zašepetati, skoraj neslišno.
Ko so to poskusili prvič,
je utišan glas porodnico popolnoma presenetil,

da jih je prevzela panika.
V tej intenzivni tišini, bi matere lahko slišale ...
Ampak, niso mogle slišati ničesar!
Novorojenci se spontano odzovejo na spokojnost.
A materine oči, ki begajo iz obraza na obraz,
moledujejo za odgovor,
ki prihaja iz presenečenja.
Ne morejo se vzdržati, zato izbruhnejo:
„Zakaj moj otrok ne joka?"
To je krik groze.
To je šokantno. Srce parajoče.
„Zakaj moj otrok ne joka?"
Je kot jok neutolažljivega otroka,
čigar igračka ni bila kot je pričakoval.

Ni se nam zdelo nujno povedati,
materam pred porodom,
da njihovi otroci morda ne bodo jokali.

In ker je nam tišina tako ugajala,
nam ni prišlo na misel,
da morda plaši mater.
„Moj otrok ni živ!" stoka obupan glas.
To je komično.
„Vaš otrok je krasno!" smo šepetali.
Šepetanje pa je stvari poslabšalo.
„Zakaj šepetate? Je moj otrok mrtev?
O, ne! Moj otrok je mrtev!"
Mrtev! Čeprav se kobaca in premika na trebuhu.

„Stoj!" smo govorili.
„Mrtvi ljudje se ne premikajo!
Mar ne čutiš svojega otroka kako se premika;
ne občutiš kako srečen je?"
A naše besede so bile preslišane.

Vse to nas je prepričalo,
da bi morali pojasniti materam kaj se bo zgodilo.
V tišini, srečno rojen je tako nov in nepričakovan,
in popolno nasprotje uveljavljenim idejam.

Tako smo se trudili, čeprav nekoliko pozno,
Pojasniti tišino:
ki smo jo gojili iz spoštovanja do novorojenca,
v skrbi za njegova ušesa.
Tiho smo bili,
ker ga nismo želeli prestrašiti s
svojimi glasnimi glasovi.
Skušali smo razložiti materam, da ni več nujno,
da se njun otrok rodi v trpljenju in kričanju,
kar je povzročalo, da gredo skozi pekel,
le zato da rodijo.
Naša pojasnjevanja prihajajo prepozno.
Njihove oči ostajajo polne dvomov in obžalovanja!

To znanje, ta uveljavitev tišine,
je nujno potrebna vsem tistim,
Ki pomagajo ženski pri porodu:
babici, sestri, porodničarju.
Ljudje so nagnjeni k temu,

da govorijo glasneje v porodni sobi,
ko pogosto kričijo besede opogumljanja:
„Daj zdaj, pritisni! Pritisni!"
Kar je popolnoma napačno.
Mišljena kot spodbuda,
so ta glasna prigovarjanja prav nasprotno,
zelo moteča za porodnico.
Za nosečnico je porod kot,
recimo temu spremenjeno stanje zavesti,
ki je hiperobčutljivo že za najmanjše šume ali
premikanja okrog nje.

Tema, ali skoraj tema, in ... tišina.
Spoštljiva tišina zapolni prostor.
Lahko občutite spoštovanje,
ki naravno spremlja prihod otroka.
Nihče ne kriči na posvečenem mestu.
Spontano znižamo glasnost.
Če obstaja posvečen prostor,
Potem je to zagotovo soba v katero bo
pravkar vstopil otrok.

Pridušena svetloba in zvok ... kaj je še potrebno?
Potrpežljivost.
Ali bolje občutek za upočasnitev
in prestavitev v drug ritem, izbran ritem življenja,
s katerim je mati spontano usklajena,
in je istočasno ritem otroka.
Vkolikor ne podoživite te neverjetne

zamaknjenosti s svojim telesom,
ne morete razumeti rojstva.
Ne morete sprejeti novodošlega
v njegovih pogojih.
Da bi lahko doumeli to višje spoznanje in
prispeli v prostor,
kjer lahko pričakate svojega otroka, morate,
kot se reče, izstopiti iz časa.
Izstopiti iz našega časa.
Pri tem mislim naš močan občutek o hitenju časa,
z določeno hitrostjo,
ki pa se zdi, nam je odtekel.

Naš občutek za čas in občutenje časa novorojenca
sta praktično nezdružljiva.
Eno je občutek skorajšnjega zastoja,
drugo občutenje, naše,
je pretiran nemir, skoraj blaznost.
Poleg tega, odrasli nismo nikoli „pri stvari".
Vedno smo v mislih nekje drugje.

V preteklosti, v naših spominih.
V prihodnosti, naših načrtih.
Vedno gledamo nazaj, v kar je minilo ali naprej, v
kar se šele ima zgoditi.
Ne osredotočamo se na „tukaj in zdaj".
Kljub vsemu, pa,
z najmanjšo željo po ponovnem odkritju
novorojenega otroka,

moramo izstopiti izven našega
hitro bežečega časa.
Zdi se nemogoče.
Kako lahko izstopimo iz časa?
Kako lahko ubežimo njegovemu divjemu in
prežečemu ritmu?
Poskusimo lahko s popolno prisotnostjo v
sedanjem trenutku.
Ja, biti tukaj in zdaj, kot da ne bi obstajala
včeraj niti jutri.
Dovoliti misel,
da se bo trenutek končal, saj naslednji že čaka,
je dovolj za izničenje uroka.
Kot ponavadi, je vse zelo preprosto.
In očitno nemogoče.
Kako lahko umirimo neumirljivo?
Kako lahko končno združimo z neskončnim?
To se lahko zgodi le,
ko se popolnoma odpremo drugim,
kar pomeni, popolnoma pozabiti nase.

Prizorišče je pripravljeno.
Luči so zatemnjene.
Zastor se lahko dvigne.
Otrok lahko pride.
In končno je tu.

Najprej glava, nato njegova ramena,
eno za drugim.
Ali se vse zgodi naravno,

ali pa je potrebna kakšna pomoč v
tem kritičnem trenutku.
Takoj, ko pride z glavo ven, otrok hoče vdihniti,
kar pa je nemogoče
saj je njegov prsni koš še vedno ujet
v materinem telesu.
Če se zatakne z rameni,
se njegov napredek upočasni in
potrebna je hitra pomoč,
saj tesnoba raste nezadržno v otroku.
Kako lahko pomagamo?
Tako, da zdrsnemo prst pod otrokovo ramo,
da omogočimo zasuk njegovega telesa in
osvobodimo malega ujetnika.
Nato, držeč ga pod obema rokama,
ga zdrsimo ven,
kot da bi ga potegnili iz vodnjaka
in ga položimo naravnost na materin trebuh.
Najpomembnejše od vsega pa je, da se nikoli,
nikoli, v nobenem trenutku
ne dotikamo njegove glave.
On leži na materinem trebuhu.
In kje bi lahko bolje sprejeli otroka,
kot na trebuhu.
Perfektno je oblikovan za sprejem otroka.
Ko je bil še v njem, je bil okrogel in izbočen,
sedaj je postal votel in ga pričakuje kot gnezdo,
da zaziba novorojenega.
Mehak in prožen, se premika

v ritmu materinega dihanja
in s to naravno toploto njenega telesa
ustvarja popoln prostor za novorojenca.
In na koncu, kar je najpomembnejše,
ker ostaja otrok tako blizu materi,
popkovina ostane nedotaknjena.
Prerez popkovine takoj,
ko se otrok prikaže iz svoje maternične utrdbe
je dejanje ekstremne krutosti,
in prizadene otroka do neverjetnih razsežnosti.
Če jo pustimo nedotaknjeno, dokler utripa,
spremenimo celotno izkušnjo poroda.
Najprej prisili porodničarja k potrpežljivosti in
ga usmeri,
prav tako kot mater, k spoštovanju ritma,
občutka časa, ki vlada otroku.
Poleg tega, nedotaknjena popkovina dopusti,
da se naravne psihološke spremembe zgodijo
znotraj otrokovega telesa, z njegovimi koraki.

Že smo opisali, kako mu zrak,
ki nenadoma udre v otrokova pljuča,
povzroči enak občutek kot ogenj. Tega je še več.
Pred rojstvom je otrok bival v enosti, soglasju.
Zanj ni bilo razlike med svetom in njim samim,
saj sta bila znotraj in zunaj eno.
Ničesar ni vedel o nasprotjih.
Ni poznal hladu, recimo, ker hladno ne more
obstajati brez vročega. Telesni temperaturi

matere in otrokova sta popolnoma enaki.
Kako bi torej lahko spoznal kakršnokoli nasprotje?
Zato lahko rečete,
da pred rojstvom ni bilo niti znotraj niti zunaj,
nič bolj kot vroče ali hladno.
Ko vstopi v ta svet,
novorojenec prvič izkusi kraljestvo nasprotji,
v katerem je vse dobro ali slabo,
prijetno ali neprijetno,
sprejeto ali zavrnjeno, mokro ali suho.
Kaj so vrata skozi katera vstopa v
to kraljestvo nasprotji?
Ne skozi občutja, ki pridejo dosti kasneje,
ampak skozi dihanje.

Ko zajame prvo sapo prestopi prag, mejo.
Vdihne in s to akcijo se rodi njeno nasprotje: izdih.
In nato izmenjaje ...

Tako je nepreklicno potegnjen v večni krog,
nikoli končanega nihanja,
v osnovni princip našega sveta,
v katerem se vse vrača po sapo, utrip.
V svetu je, kjer se vse, od nekdaj,
rodi iz svojega nasprotja:
dan iz noči, poletje iz zime,
bogastvo iz revščine, moč iz nemoči,
nikoli zaključeno, brez začetka.

Dihati pomeni poenotiti se z zunanjim svetom,
se uglasiti z glasbo nebesnega svoda.
Namen dihanja je oskrbeti kri s kisikom
in se znebiti nesnage,
večinoma ogljikovega dioksida.
A v tej preprosti izmenjavi,
se dva svetova približata drug drugemu,
v želji po prepletu in dotiku:
zunanji svet in notranji svet.
Dva ločena svetova se skušata združiti:
notranji svet organizma, mali „jaz",
in zunanji svet, ogromni univerzum.

V pljučih se srečata –
Kri se vzpenja iz globine enega,
Zrak prihaja od zgoraj.
Kri in zrak hitita k združitvi,
željna prepleta in spojitve.
Seveda se ne moreta,
ločena s to pregrado pikčaste membrane.
Oba vzdihujeta po izgubljeni združenosti.

Kri prispe v pluča, brez svojega kisika,
moč se je izrabila,
potemnjena od smeti:
ogljikovega dioksida, ki jo dela staro.
Tukaj se bo znebila svoje starosti,
pridobila bo na moči, osvežena.
Prenovljena z obiskom fontane mladosti odide,
živa, rdeča in bogata!

Vrne se v globine, kjer preda svoja bogastva.
Spet se bo pustila napolniti z odpadki,
nato se bo vrnila v pljuča.
Ta postopek se nadaljuje v nedogled.
Kar se tiče srca, on ne neha utripati, porivati krvi,
ki jo pošilja, bogato in rdečo proti
žejnim tkivom organizma in jo vrača,
ko postane stara in
iztrošena na prenovitev v pljuča.
Kako pa vse to poteka v zarodku,
kjer pljuča še ne delujejo?
Kri zarodka, prav kot naša, potrebuje obnovo.
To vlogo opravi posteljica.
Med drugimi stvarmi, ki jih počne,
opravlja tudi nalogo pljuč.
Kri prihaja in odhaja skozi popkovino,
ki vsebuje tri kanale - veno in dve arteriji -
pokriti z zaščito.
Torej, kri zarodka se obnovi sama,
ne v stiku z zrakom,
ampak v posteljici ob stiku s krvjo matere,
ki se v njenih pljučih ...
in tako naprej.

Mati pravzaprav diha za otroka,
prav kot zanj je, ga nosi, varuje, spi in sanja.
Ja. Otrok je popolnoma odvisen pred svojim
rojstvom.

Kaj pa se zgodi potem?
Popoln preobrat.
Kri, ki je do tedaj tekla skozi popkovino,
nenadoma brizgne v pljuča!
Otrok opusti stare poti, zapusti način matere.
Z izvedbo vdiha, ko s kisikom napolni svojo lastno
kri, s svojimi pljuči, otrok postane samostojen,
ko vzhičen sporoča:
"Ženska, kaj imava pa midva skupnega?
Ne potrebujem več posrednika med sabo in
svetom."

Seveda je to šele prvi korak,
za vse ostale je še vedno popolnoma odvisen od
svoje matere.
Je pa korak v pravo smer.
S prvim vdihom se otrok pripravi za
pot osamosvojitve,
avtonomnosti in svobode.
Gledano realno pa je veliko odvisno od načina,
kako se bo prehod izvršil.

Ali bo počasen, postopen ali
brutalen, pod strahom in pritiskom.
To odloči ali bo porod nežen ... ali tragedija.

Vkolikor spremembe izvedemo grobo,
bodo pustile posledice za celo življenje.
Vsaka sprememba v prihodnosti bo razumljena
kot grožnja.

Seveda otrok ne sme biti,
za nobeno ceno, prikrajšan za kisik,
niti za sekundo.
Tu tako ni spora z uradno medicino,
ki se absolutno strinja z naravnim načrtom.
Narava oskrbi otroka s kisikom z dvema viroma:
popkovina nadaljuje z dihanjem, tudi po tem,
ko pljuča prično delovati.
Oba sistema delujeta usklajeno,
ko eden prevzema od drugega,
kot izmenjalnik.
Najprej popkovina nadaljuje z
oksidiranjem otroka,
dokler nov sistem, pljuča,
v popolnosti ne prevzamejo te vloge.

Čeprav je otrok izven maternice,
ostaja odvisen od svoje matere preko popkovine,
ki še kar, močno utripa nekaj minut,
štiri ali pet, včasih celo dlje.
Preskrbljen s kisikom preko popkovine,
tako zaščiten pred pomanjkanjem, se otrok lahko,
brez panike ali nevarnosti pripravi na dihanje,
brez prisile, ob svojem času.
Kaj bi morali početi teh nekaj kritičnih minut,
ko kri prehaja iz stare poti preko posteljice v novo
delujoča pljuča?
Razumeti moramo,
da Narava sama po sebi ne ubira nenadnih

obratov in ravna postopno.
Pustila si je ta čas, teh nekaj minut,
da bo ta prehod iz enega sveta v drug svet
speljan lagodno.
Storila je to zato, da je otrok lahko preskrbljen s
kisikom iz dveh virov, kar nekaj minut ...
istočasno se odprtina v srcu zapre
in otrok je tako varno sam na sebi.
Nekaj minut je otrok zmeden med dvema
svetovoma kot jih pozna.
Šele nato počasi,
postopoma lahko prestopi prag iz enega v drugi,
v miru in lagodno in popolnoma varno,
vse dokler mi ne hitimo, se vmešavamo,
in nam ne uspe stlačiti svojih
starih odzivov, nervoz,
rojenih, pravzaprav iz tesnobe našega rojstva.
Posledice na dobrobit otroka bodo neizmerljive.

Tako hitro krivimo krivdo na Naravo,
Medtem ko je sama polna ljubezni in modrosti,
mi pa smo prezaslepljeni, da bi videli.
Ali je popkovina prerezana osorno ali
pa ji dovolimo,
da neha biti, usklajeno s svojim bitjem,
popolnoma spremeni, celo določi način
kako bo otrok dojel svoj prihod na ta svet in
posledično,
kako bo reagiral na trajajočo spremembo,

se pravi življenje.
Lahko rečete, da bo sprejetje tega trenutka,
obarvalo ostanek njegovega življenja.

Če popkovino prerežemo takoj,
ustvarimo situacijo,
ki je v nasprotju z namenom narave.

S PREREZOM POPKOVINE
PREDNO SO PLJUČA POLNO OPERATIVNA,
PRIKRAJŠAMO OTROKOVE MOŽGANE ZA KISIK.

Organizem ne more drugače, kot da se nasilno
odzove na našo agresijo,
in potem vdre cel sistem stresa v igro.
Ne le, da smo storili nekaj absurdnega in
nepotrebnega,
vzpostavili smo, kar je Pavlov imenoval
‚pogojni refleks',
ki se bo ponavljal skozi življenje.
Kaj smo povezali skupaj?
Življenje in vdih,
vdih in strah pred visečo smrtjo.
Pa smo res geniji!

Lahko vprašate zakaj,
tudi če prehodu dovolimo,
da se zgodi v svojem času,
otrok še vedno enkrat ali dvakrat zajoka?
Odgovor je preprost.

Prsni koš se, sedaj ko ga nič več ne stiska,
nenadoma razpre, kar ustvari prazen prostor.
Zrak vdre vanj in to peče.
Seveda se otrok grozovito prizadeva,
da bi zrak izdihnil.
To je prvi jok.
Takoj zatem se, ponavadi, vse umiri.
Otrok postane, kot da bi ga zadržalo lastno
trpljenje. Lahko se zgodi, da jok ponovi dvakrat ali
trikrat preden postane.
Ko nastopi ta postanek, smo mi tisti, ki
povzročamo paniko.
In ponavadi ... sledi udarec po riti.

A zdaj, ko vemo več in lahko nadzorujemo svoje
impulze, svoje strahove, in zaupamo močnemu
utripu popkovine,
lahko držimo roke ob sebi.
Kmalu bomo videli ...
dihanje se začne samo, v svojem ritmu.
Oprezno najprej, odmerjeno, previdno,
bo še vedno postalo, sem ter tja,
da označi kratke postanke.
Otrok, ki je preskrbljen s kisikom iz posteljice,
napreduje postopno
in zajema le toliko gorečega elementa
kolikor ga prenese,
nato postane, le, da bi znova začel.
Ko se privadi, začne dihati globlje.

Kmalu se nauči uživati v tistem,
kar je bilo sprva tako boleče.
Prav kmalu, njegovo dihanje,
ki je bilo najprej tako neodločno
In dvomljivo, postane razveseljujoče.
Skupno otrok zajoka le enkrat ali dvakrat.
Vse kar slišimo sedaj je globoko,
umirjeno dihanje,

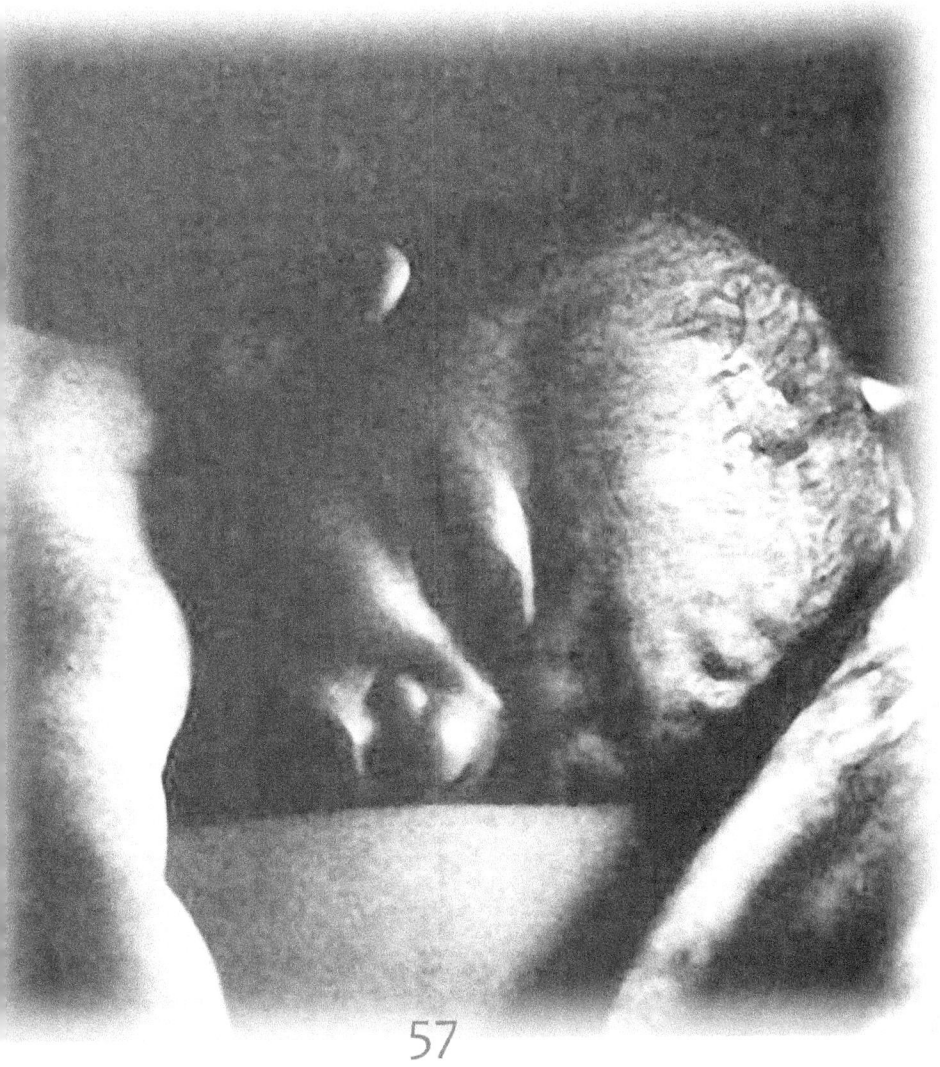

prekinjeno s kratkimi joki,
podaljški presenečenja,
ali celo znaki užitka.
Pomešani z dihanjem so zvoki,
ki jih otrok proizvaja z ustnicami, nosom, v grlu.
Prava govorica, sama od sebe.
In nikoli, nikoli teh krikov groze,
teh navalov obupa, histeričnih vrhuncev.
Morda otrok mora zajokati enkrat ali dvakrat
potem, ko se rodi,
pa morajo to res biti kriki agonije?
Ker je otrok zadovoljen z novo izkušnjo, okušajoč
vso njeno novost, zlahka pozabi svet,
ki ga je pustil za seboj.
Brez obžalovanja, brez ozrtja nazaj.
Prihod v življenje je kot prebujenje po dolgem in
okrepčilnem spanju in ne iz nočne more.
Ko je sedanjost tako polna lepot, zakaj bi se
oklepal preteklosti?

Sedaj, ko je popkovina nehala utripati,
jo lahko prerežemo.
Niti zvoka, nobenega joka, ni vzroka za alarm,
Niti trzljaja; enostavno je postala izrabljena,
zato jo lahko odstranimo.
Opustili smo staro navezo.

Materi nismo iztrgali otroka,
enostavno sta se ločila,
in bosta nadaljevala po ločenih poteh.

Zakaj bi mladi popotnik jokal po preteklosti,
ko pa se je njegova pot končala tako srečno in
je našel drugi breg tako mirno in zanesljivo?

Kako pametno, kakšen blagoslov je tako rojstvo.
Zato, ker smo pustili popkovino utripati –
kot da bi ga njegova mati spremljala preko praga
in ga nežno vpeljala v ta čudežni in nevarni svet.
Prav kot mu bo kasneje,
ko se bo učil hoditi, ponujala roko,
da se je oprime.
Odprto dlan, ki jo otrok lahko zgrabi in spusti,
ko zakorači prve oklevajoče korake.
Kako slaba mati bi bila,
če bi nenadoma umaknila roko, prav v trenutku,
ko otrok začenja zaupati svojim lastnim močem.

Naučimo se spoštovati ta svet trenutek rojstva,
ki je prav tako krhek,
minljiv in nerazumljiv kot zora.
Otrok je tam, omahljiv, oklevajoč,
negotov pred tem po kateri poti bo šel.
Med dvema svetovoma stoji.

Za božjo voljo, ne dotikajte se ga,
ne porivajte ga,
če ne želite, da pade.
Dovolite mu, da začuti pravi trenutek.

Ste kdaj opazovali ptico, ki se pripravlja vzleteti?

Ko še hodi je težka, nerodna, krila vleče za seboj,
potem pa nenadoma vzleti,
dostojno, elegantno in svobodna.
Bila je hči zemlje, sedaj je otrok neba.
Ali lahko opredelimo kdaj je zamenjala eno
kraljestvo za drugega?
Tako skrivnosten je prehod,
da ga oko komaj opazi.
Tako bistroumen kot vstop v,
ali izstop iz časa,
da se rodimo
ali umremo.
Kaj pa val, ki brez dojemanja, neustavljivo narašča,
le da bi padel.
V katerem trenutku se je obrnil?
Je vaše uho dovolj ostro, da sliši morje dihati?

Ja, to rojstvo,
ta val, ki se loči od valov, rojenih iz morja,
brez da bi ga ikdaj zapustil.
Nikdar se ga ne dotikajte z vašimi grobimi rokami.
Vi ne razumete prav ničesar od te skrivnostnosti.
Ampak otrok - kapljica tega morja, ve.
Valovi ga porivajo proti obali,
drugi ga vlečejo nazaj,
le da bi ga potisnili še više.
Še enkrat,
pa je izven valov.

Loči se od vode
in pride na zemljo.
Prestrašen je, zgrožen.
Pustite mu biti.
Počakajte.
Otrok se prebuja prvič v življenju.
To je njegovo prvo svitanje.
Naj doživi njeno imenitnost, njeno veličastnost.
Niti pisnite ne, dokler ne pusti za seboj
noči in njenega kraljestva sanj.
Ostalo, bi lahko rekli, so detajli.
Ko se dihanje normalizira, je vse doseženo.

Vse je uspelo ali propadlo.
A detajli, kot vedno, niso nepomembni.
Na primer, kako moramo pravilno položiti otroka
na materin trebuh?
Ga obrnemo na stran,
na trebuh ali obrnjenega s hrbtom?
Nikoli obrnjenega s hrbtom.
To bi povzročilo, da bi se hrbtenica,
ki je bila tako dolgo usločena zravnala v trenutku.
Nenadoma bi se sprostila vsa zbrana energija,
ki je tam zaklenjena,
in šok bi bil prevelik.
Podobno bi bilo eksploziji.
Naj si otrok zravna hrbet, ko začuti,

da je sam pripravljen.
Ne pozabite, da vsak otrok prihaja opremljen s
svojo osebnostjo,
svojim značajem, svojim tempom.
Tudi taki so, ki se ne rodijo,
dokler ne vzdignejo svojih glavic,
ponosno, se potegnejo navzgor in raztegnejo
svojih rok, kot da bi rekli:
"Tukaj sem!"
To so najmočnejši, ki se prilagodijo svojemu
novemu kraljestvu,
kot da bi bili kralji.
Njihova hrbtenica se zravna z močjo močno
napetega loka, ki sproži puščico.
A včasih, se bodo prav ti isti otroci
kasneje umaknili,
se potegnili nazaj prestrašeni,
s svojo odločnostjo, s svojim junaštvom.
Potem so taki, ki začnejo zviti v malo žogo
in se odprejo čisto malo po malo,
da si omogočijo previden napredek.

Ker torej ne moremo predvideti kako se bo
zgodilo, je najbolje,
da otroka položimo na trebušček,
z rokami in nogami zvitimi pod njim.
To je poznana pozicija, ki najbolj omogoča
trebuščku prosto dihanje
in otroku, da se pripravi, v svojem ritmu,

na končno ravnanje.

Zato, ker je otrok na trebuščku,
lahko opazujemo njegov hrbet
in vidimo kako diha.
Pravzaprav sta ravnanje hrbtenice,
hrbta in začetek dihanja eno in isto.
Lahko opazujemo kako dihanje
prevzame celo otrokovo telo.
Ne le prsi, ampak prav tako trebušček in še
posebno boke.
Prav kmalu cel otrok postane le še dihanje,
ki prehaja kot val od vrha njegove glave
do trtice hrbtenice.
Ta val je senca popadkov, ki so,
kot valovi, potiskali otroka na obalo.
Obenem pa je isto kot da bi opazoval drevo,
ki začenja rasti.
Ven pride roka,
ponavadi desna, stegujoča se kot veja drevesa.
Nato še druga.
Obe sta presenečeni, da jih nič več ne ustavi –
ta prostor je lahko tako neomejen, tako obsežen.
Kot da bi gledal rasti veje z močjo diha.
Dih je otroku kot so drevesne tekočine drevesu.

In zdaj noge.
Ena za drugo, kot korenine,
ki bodo nekega dne utrdile to drevo.

Ampak ne še.
V tem trenutku so še vedno zelo neodločne,
saj si morajo izboriti pot ven iz začarane votline.
Da bi zmanjšali njihovo zadrego,
jim moramo le ponuditi oporo:
odprto dlan, ki jo otrokove nogice lahko srečajo,
s katero nudimo lahek upor, a pripravljeni,
da smo odrinjeni stran.

Sicer se bo otrok počutil popolnoma zmedeno.
Torej, počasi vse pride na svoje mesto,
ali bolje, vse se združi harmonično.

Kmalu, ko se zbudi iz prvega spanca,

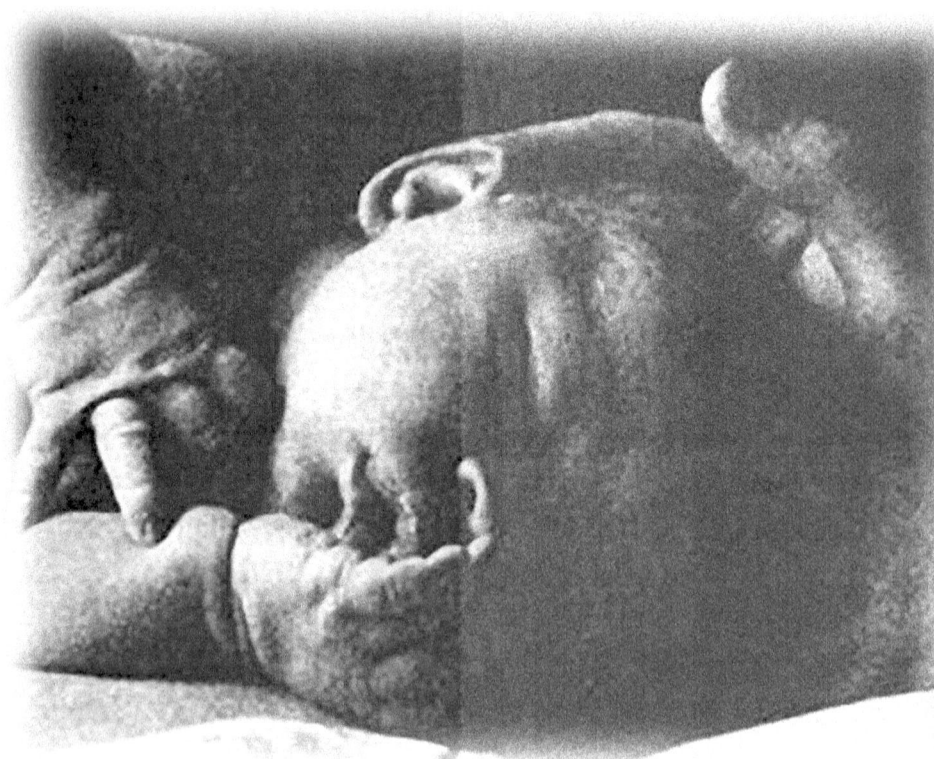

se otrok raztegne z občutkom
svojega zadovoljstva.
Od kar se vse to dogaja,
je popkovina nehala utripati in smo tako nared za
naslednji korak. Napredujmo počasi,
z veliko postanki.
Mar nismo prehodili dolgo dolge poti?
Ven smo iz vode, dotaknili smo se suhe zemlje.
Za seboj smo pustili vedno-gibajoče se,
spreminjajoče,
polno zakladov, kraljestvo rib.
Sedaj nas nosi zemlja.
Zemlja, ki je umirjena, spokojna, slišna in resnična.
Zemlji lahko zaupamo.
Ker ima vsaka stvar svojo ceno,
sedaj spoznamo, prvič, kako je občutiti težo.
Morali se bomo plaziti.
In vendar, nebo ostaja nad našimi glavami.
Njegova luč,
njegova božanska svetloba nam daje moč,
da se prikažemo.
In dala nam bosta pogum,
da vstanemo in shodimo.
Kako dolgo dolga pot je ta steza
od rudnine do človeka.
Steza, ki jo vsak mora znova prehoditi,
ko hoče okusiti veselje,
ki je življenje.

Kaj drugega pa počnemo, ko molimo?
Nič drugega kot da se vračamo k izvoru,
viru življenja,
kot da bi šli spet skozi vso dogodivščino.
V želji, da izrazimo spoštovanje Zemlji,
naši materi, pokleknemo.
S skljnučenimi rameni in ponižnim srcem se
priklonimo k tlom.
Naše čelo se dotakne prahu, ko rečemo:
"Jaz ubogam,
saj vem da, v svoji modrosti in ljubezni veš več."
Tu ostajamo, zgubani, prazni,
tako oropani dragocenega diha kot
še nerojeni otrok,
ki še ni okusil veselja življenja.
Potem, ko smo izkazali čast, izrazili hvaležnost,
tistemu, ki nas nosi, ki mu dolgujemo vse,
v čigar maternico se povrnemo na
koncu naših dni,
vstanemo.

Kot lok, ki je izstrelil puščico,
se počutimo prožne,
ko zravnani, dopustimo zraku in
njegovemu veselju,
da nas napolni -
prav tako prožni kot smo bili tistega dne,
ko smo okusili naš čisto prvi svit.

To je v resnici molitev.
Saj moliti, pomeni roditi se znova,
v polnost življenja.

Ali torej lahko nekdo moli „na hitro"?
Jo lahko pohitimo?
Kot hitimo z otrokom,
ki je šele prišel in se nam pridružil,
mar mu res ne moremo posvetiti trenutek časa?

Nekaj besed o rokah,
ki bodo držale novorojenega otroka.
Te roke so prva stvar, ki jo bo otrok srečal.
Jezik, ki ga govorijo, je prvinski jezik, jezik dotika.
Z njim sta se pogovarjala mati in otrok doslej.
Preko svojega hrbta je otrok dobival
njena sporočila.
Sedaj, ko je rojen, nag in zmeden,
je to, kako se ga dotikamo, odločilno.
Največkrat roke babic, sester in zdravnikov niso
dovolj nežne.
Preprosto zato, ker niso doumeli kaj

to pomeni za otroka.
Ker so njihove roke tako nevajene,
in se premikajo mnogo prehitro, strašijo otroka.
Dovolite jim, da so nežne, a čvrste.
Predvsem jih premikajte zelo zelo počasi.
Vse kar počnemo z novorojenim otrokom
je prehitro, preveč pospešeno za nekoga,
ki šele vstopa v čas.
V tem trenutku je vse kar otrok potrebuje masaža,
prav kot novorojene živali potrebujejo lizanje
svojih mater –
dejanje brez katerega pogosto umrejo.
Najpomembneje je, da roke,
ki masirajo otrokov hrbet
ponovno odkrijejo ritem,
ki ga pozna, ritem popadkov,
ritem, ki se spreminja z zunanjim dihanjem.
Otrok si ne želi ponovno občutiti
podivjane norosti,
nevihte poroda, želi si ohrabrujoče valove,
ki mu izražajo materino ljubezen.

Naše roke naj potujejo po njegovem hrbtu,
ena za drugo,
kot val za valom,
ki se prebija na obalo.
V ritmu plesalcev, zaljubljencev.
Ljubezen ... in otrok!
Kaj pa je tisto, kar iščejo zaljubljenci,

če ne ozdravitev rane,
povratka v prvinsko morje,
ponovnega odkritja večnega utripa.
Vrnitve v paradiž,
romanje nazaj k Viru.
Toliko o ritmu, o gibanju.
Je pa še nekaj, kar se lahko prenese preko rok,
celo rok, ki se ne gibajo.
Otrok je še vedno tako občutljiv,
da bo vedel preko občutenja rok,
ki počivajo pod njim,
ali ga imamo radi ali ne,
je sprejet ali enostavno brezbrižno opravljen.
Na ljubečih rokah se otrok odpre in sprosti.
Seveda se na mehaničnih rokah počuti kot da bi

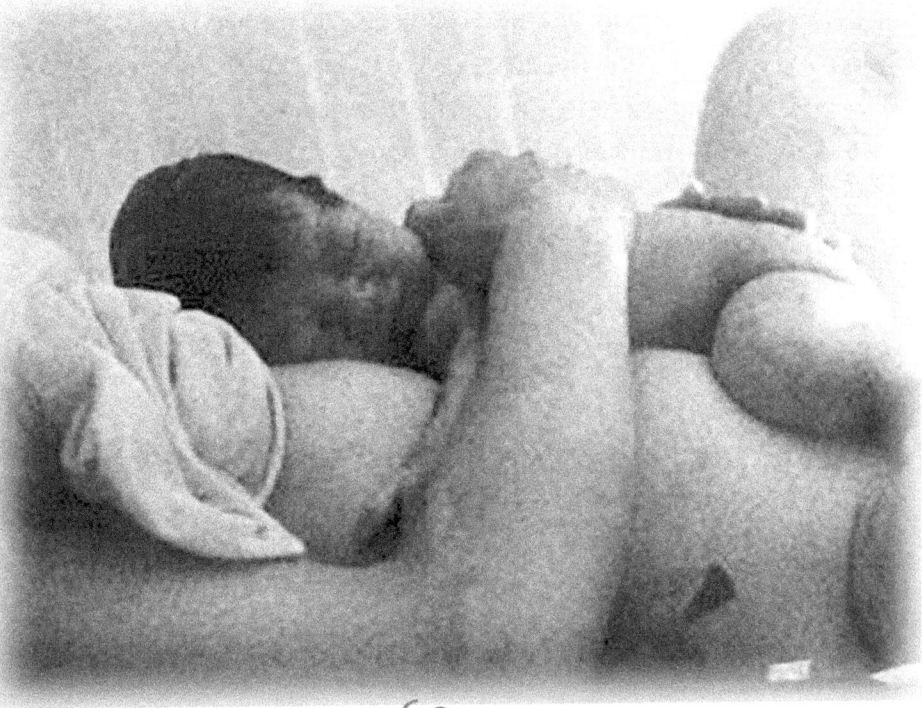

ga ukleščili s kleščami
in seveda se zapre, skrči v paniki,
kot da bi pobegnil vase po zaščito.
Naravno je, da so materine roke tiste,
ki bi morale držati otroka.
A pogosto je preplavljena z lastnimi čustvi,
svojimi strahovi,
za katere je do sedaj, težko imela dovolj časa,
da bi jih lahko pustila za seboj.
Njene roke še niso umirjene in zanesljive.
Če je prisoten še kdo, kot recimo ljubeč oče,
ali babica,
miren in pripravljen prevzeti materin notranji mir,
bodo njegove roke primernejše za začetek,
dokler mati me pride spet do svoje sape.
Saj ne da bi želeli otroka odtujiti od
njegove matere,
a intenzivnost tega, kar je pravkar preživela,
ima nanjo še vedno tako močan vpliv,
da preglasi otroka.
V teh izredno pomembnih trenutkih otrok
potrebuje mir,
tišino in umirjenost.

Pogosto matere ne vedo kako se dotakniti
svojega otroka.
Ali pa si ga enostavno ne upajo.
Zdi se, da jih zadržuje neka globoka prepoved,
ki jih ustavi.

Zakaj?
Morda zato, ker je otrok pravkar prišel iz dela
telesa, ki ga nočemo,
ne upamo omenjati.
Morda nas korak nazaj vleče naša vzgoja,
Saj ta del nas ne obstaja,
ali vsaj ni nekaj o čemer bi govorili.
Mati se tako znajde v težavni,
polni konflikta, situaciji,
razpeta med naravno nujo
in njenim zadrževanjem,
kar je posledica represivne vzgoje.

Pa se vrnimo k otroku.
Polnost njegovega dihanja nam govori,
da je vse v redu.
Popkovina je prerezana.
Kot da bi minila stoletja,
v resnici pa je minilo le nekaj minut.

Kaj prihaja zdaj?

Ne glede na to kako blagodejen je ta čas
za mati in otroka,
se enkrat mora končati.
Otrok ne more ostati na materinem trebuhu
celo svoje življenje.

Prav kot se je ločil od maternice,
bo sedaj zapustil materino telo.

Da bi srečal kaj?
Pa prvi korak v življenje res ne more biti
drugačen kot grozljiv?
Kako ga lahko olajšamo in zmanjšamo pritisk?
Na isti način kot otroku damo novo igračo,
ki olajša ločitev od te, s katero se je igral doslej -
zatorej moramo najti način,
da bo užival te prve trenutke ločitve
in bo z veseljem sprejel, da je samostojen.
Seveda ga ne bomo položili na
ledeno mrzlo tehtnico,
niti najmehkejša brisača se ne more primerjati z
materinim telesom.
Kaj bi lahko bila rešitev?
Voda.
Ambient iz katerega prihaja in
ki ga pozna že celo svoje življenje.
Nežna je.
Pozna jo.
Prav ta domačnost ga bo na koncu
popolnoma sprostila.
Podobno bo srečanju starega prijatelja,
po tem, ko si že dolgo stran od doma.
Ta občutek domačnosti reši otroka,
ki je izgubljen v prekipevajočem
svetu novih občutij.

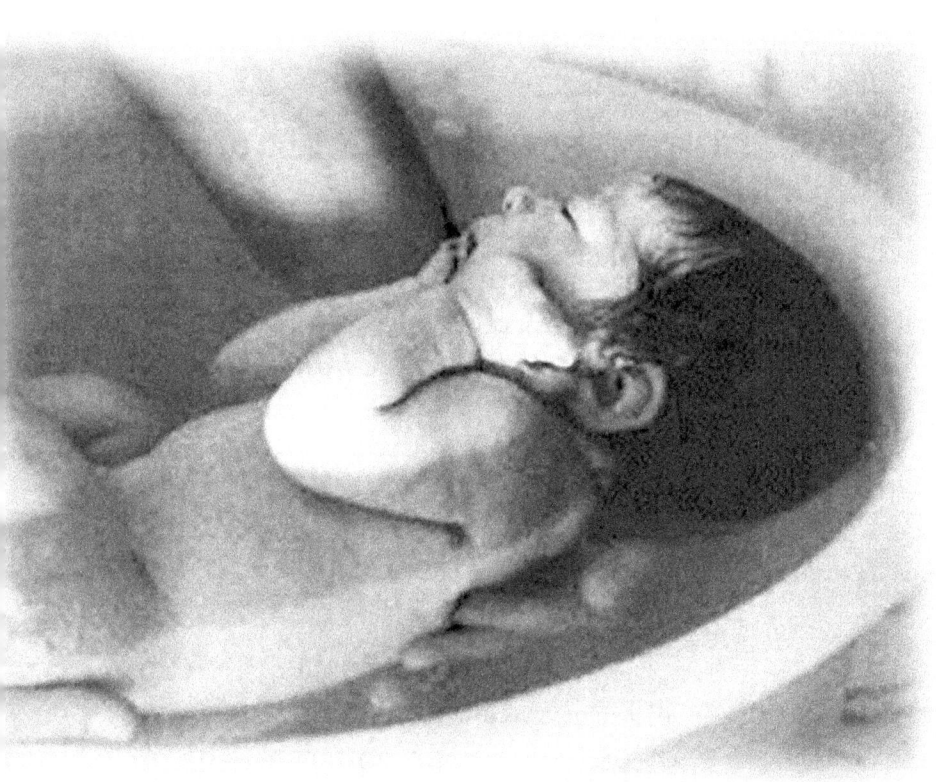

Kopel je pripravljena v mali kadi,
napolnjeni s slano ali rahlo osoljeno vodo
telesne temperature
ali rahlo višje, saj se bo hitro ohladila.

S privoljenjem matere, ki mora biti spontano,
vzamemo otroka
in ga počasi, počasi spustimo v vodo,
noge najprej, seveda.
Občutljivo oko lahko opazi kako intenzivna je ta
izkušnja za otroka.
Takoj, ko se ponovno znajde v vodi,
postane spet brezte žen.
Voda je spet, kot nekoč,

še enkrat odvzela težo njegovemu telesu.
Njegovo veselje in občutek sprostitve je
težko opisati.
Prav zares smo dosegli čudež,
ko smo obrnili to prvo ločitev,
ki je vedno polna tesnobe in
katere senca nas spremlja celo življenje,
v veselje.
Občutimo lahko,
kako se zadnje napetosti v otroku razblinjajo,
izginjajo pod našimi rokami.

Ko se napetosti razblinijo,
in kar je ostalo strahu izgine
in se otrok počuti popolnoma varnega,
si celo upa odpreti svoje oči.
Ne obstajajo besede, ki bi opisale globine tega
prvega pogleda.

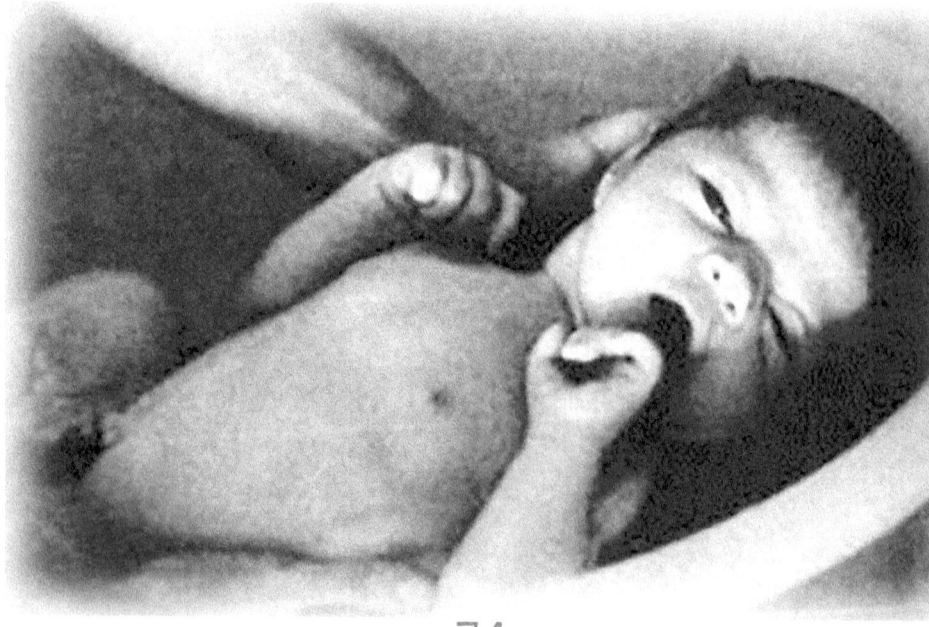

Kot da bi postavil eno in prav vsa vprašanja
človeštva istočasno,
v tem enem trenutku.
Takrat postane jasno,
da se življenje ni pričelo sedaj, na tej točki,
Ampak, da se je otrok zavedal že dolgo
preden je prišel k nam
in je pravkar prestopil prag.

V nasprotju z vso klasično psihologijo,
vsakdo, ki je prisostvoval takemu rojstvu,
ne more drugače kot zakričati:
„Saj otrok gleda!"
Ali vidi kot mi, je posebna zgodba.
Morda moramo pojasniti, da obstaja več poti
videnja, vedenja.

Popolnoma osvobojen strahu,
po koncu prvega presenečenja,
otrok začenja raziskovati svoje kraljestvo.
Glavo obrne levo, pa desno,
kot da bi užival na novo pridobljeno svobodo.
Iz vode pride roka,
ki se odpre in poseže proti nebu.
Nato še druga.
Njegove roke se premikajo tako usklajeno,
da si lahko zamišljate,
da gledate balet.
Srečata se, dotakneta in ločita,

premikajoči se, graciozno kot podvodne rastline.
Kar se tiče nog, sprva nekoliko oklevajo,
kmalu pa se tudi one začnejo pretegovati in igrati.
Tukaj moramo poudariti,
da morajo otrokove nogice
vedno doseči rob banje,
da dosežejo mejo, kot so jo vajeni.
V nasprotnem primeru, če ne srečajo ničesar,
bo otrok občutil isti strah kot ga doživi plavalec,
ki ne pozna globine v kateri plava.

Ker je bila njegova prva izkušnja
tako bogata in prijetna,
bo ta otrok vedno ostal smel.
Življenje bo zanj vedno izziv,
s katerim se bo soočal z zaupanjem in
pogumom in z odločnostjo poskusiti vse novo,

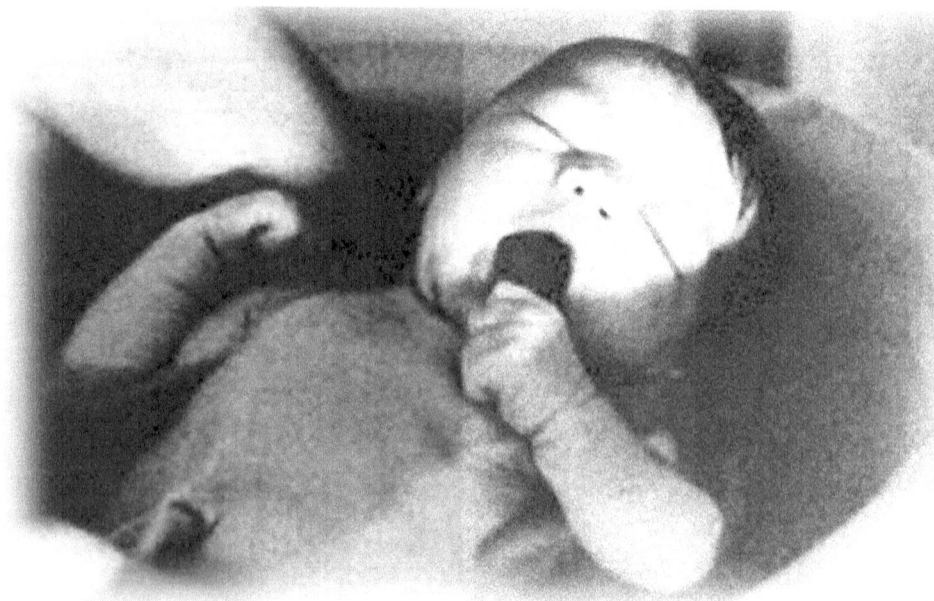

ki mu prečka pot.
Ne gre za stalne novosti življenja.
Njegove nenehne spremembe in
variacije so stvari,
s katerimi se najtežje soočamo.

Sedaj, ko je strah popustil in smo ga pustili za
sabo, za vselej,
se skušajmo osvoboditi preteklosti in njene
privlačnosti.
Poizkusimo narediti korak stran od morja,
na kopno
in srečajmo Zemljo.

Četrti korak.
Četrta postaja te Kalvarije, kar rojstvo je,
kjer ni greha ne kazni.
Resnično gre za pravo Odisejado
in junak - novorojeni
je dosegel nekaj izredno težkega.

Postopno, malo po malo pričenjamo dvigovati
otroka iz vode.
Če mu ideja ni všeč in protestira,
saj spet občuti vso svojo težo,
ga ne silimo, ampak spustimo nazaj v vodo,
le zato, da poskusimo spet trenutek kasneje.
Ponovno se pritožuje,
in gre nazaj v vodo,

pa spet ven
in kar se je sprva zdelo neprijetno
tako postaja igra.
Kot se igramo z njim,
ko ga spuščamo in dvigamo iz vode,
se igramo s težnostjo in brezežnostjo.
Mar ni res, da se ne glede na kulturo,
otroci po vsem svetu,
radi gugajo,
med biti težak kot skala in lahkotnostjo
ptiča.
Prej ali slej ga dvignemo iz vode,
nežno osušimo in povijemo v nekaj toplega,
naj prvič doživi občutek, ko se nič ne premika.
Še en nov in izjemen občutek zanj.
Zapomnite si, da se je vseh devet mesecev,
ki jih je preživel v svoji materi, prav vse gibalo,
ali je mati hodila ali zgolj tiho dihala med spanjem.

Zdaj pa se prvič ...
kako nenavadno, res,
prav nič ne premika!
To je veličastnost Zemlje.
Vse otroke, ki so jih priganjali na ta svet,
in jih niso nežno vodili iz vode na kopno,
iz gibanja v statiko s toliko ljubezni,
intelekta in potrpežljivosti,
bo prebujanje vedno plašilo.
Ta nepremičnost jih bo vedno strašila.

Za otroka, čigar rojstvo je bilo blagoslov,
ti strahovi ne bodo obstajali.
Za vedno bo osvobojen
nočnih mor in krivde.

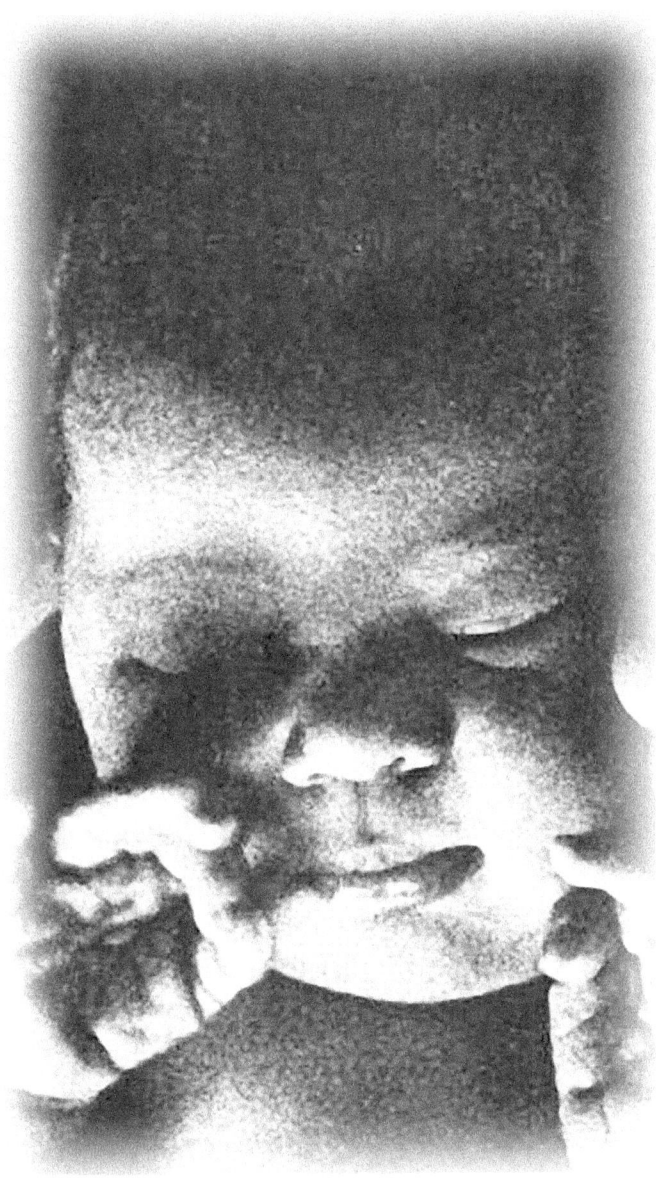

Kako impresivno je opazovati otroka,
ko široko odpre svoje oči in se začne zavedati
sveta okrog sebe.
Brez panike, brez solza.
Prav nasprotno,
z resnostjo in dostojanstvom,
ki mu s težavo verjamemo.
Ja, ta otrok je, resnično kot modri mož,
stara duša,
saj karkoli stori, stori to s popolnim zavedanjem.

Prav tako se zdi, da nekaj izžareva iz tega otroka.
Kot da bi žarel mir, jasnost,
ki ju je prinesel od nekod daleč onstran.
Spomnim se besed Lao Tzuja:

„Ta, ki je kreposten in nadvse bogat, Sveti,
je kot novorojen otrok."

A kaj je krepost?
Prav nič nima opraviti z moralo, če si kreposten.
„Virtus" po latinsko pomeni pogum,
življenjsko silo, zrelost.
Tisto kar Japonci in Kitajci imenujejo Či,
Indijci pa Šakti.
To je skrivnostna, tiha moč mojstra Zena,
resničnega mojstra borilnih veščin
ali svetnika.

Nekdo, ki je dovolj občutljiv, da občuti,
jo zazna,
to krepost,
to milost,
ta Či, Šakti,
ki tiho teče,
se sveti kot blagoslov
iz novorojenega.

Pri zasledovanju učenja,
vsak dan izvemo kaj novega.
Pri sledenju poti
vsak danj storimo manj.
Manj in še manj dokler
ne storimo ničesar več.
In ko ne storimo ničesar več,
ni prav ničesar več
za postoriti.

Naša zgodba se bliža koncu.
Sedaj, ko je otrok okusil veselje
samostojnega bivanja
in čudovito mirnost,
mu dovolimo, da se vrne k materi.
Ne v strahu, ne ker išče nekoga,
kogarkoli, da bi ga rešil, kot utapljajoči išče bilko,
ali iščemo zatočišče pred nevihto.

Ne, to storimo s široko odprtimi očmi in
vso zavestnostjo,
notranjim mirom,
da se bosta ta dva lahko srečala.
Ko spet leži na materinem telesu,
z ušesom na njenem srcu,
otrok ponovno odkrije poznan,
enakomeren ritem.

Vse je doseženo. Vse je popolno.

Ta dva, ki sta se tako zagrizeno borila
sta zopet v miru.
Morda bi ju lahko pustili same.
Pravzaprav, moramo ju.
Ostati, bi bilo nediskretno.
Ljubimce se ne sme motiti.
Ne želijo, da bi jim kdorkoli pokvaril veselja
intimnosti.

In ker sta ta dva resnična zaljubljenca,
ju zavoljo spoštovanja in diskrecije pustimo same,
in počasi, po prstih zapustimo sobo,
da lahko doživita njuno novo ekstazo.

In kar se tiče nas –
tudi mi smo prehodili dolgo pot
in se ogromno naučili na tem potovanju.
Spraševali smo se:
Je lahko porod tako boleč in neizprosen za otroka
kot je po navadi za večino mater,
in kaj je tisto,
kar naredi to doživetje tako grozno za otroka?

Sedaj vemo.
In ker smo končno doumeli sporočilo,
Doumeli, kaj nam novorojeni,
Obupan, skuša dopovedati s svojim srce
parajočim kričanjem.
Sporočilo je zelo jasno in resnično enostavno:
"Boli me! Trpim!"
Bolj kot vse pa pravi: "STRAH ME JE!"
Sedaj lahko vidimo, da sta strah in bolečina eno.
Ti otroci odmevajo,
kar so njihove matere tako dolgo
kričale med porodom.
Seveda nikoli niso jasno povedale.
Kdo premore toliko preproščine,
sočutja da lahko reče:

"Strah me je!?"
Vendarle njihova uboga telesa niso bila drugega
kot skupek krčev, zaklenjenih mišic,
neprenosljivih napetosti, besnih dvigov,
ki so rodile nemo pričo strahu in terorja.
Kaj drugega bi lahko rekle kot:
"Strah me je, prestrašena sem!"
Z izgonom tega strahu,
so se ženske osvobodile agonije poroda in
njihova izkušnja je spremenjena.
Na isti način, s tem ko otroku prihranimo strah,
paniko, lahko spremenimo rojstvo v navdušenje.

Za vse skeptike ali tiste, ki preprosto zavračajo
spremembe lahko dodam:
"V redu. Lahko, da je daleč od prijetnega –
rojstvo.
A kaj se lahko spremeni?
Vse se konča v nekaj minutah.
In potem – se kdo spomni?
Nihče.
Zatorej, zakaj je sploh pomembno
kako je otrok sprejet,
kako ga pozdravimo?"

Da se nihče ne spomni?
Ne le, da to ni res,
je v popolnem nasprotju z resnico.

Spomin na rojstvo in strah, ki ga spremlja,
ostaja v vsakem izmed nas.
Ker pa je tako poln strahu in bolečine,
leži globoko in popolnoma potlačen,
kot strašljiva skrivnost na dnu naše zavesti,
kot ladja na dnu oceana.
Ampak tam je,
čeprav se ga vedno ne zavedamo.
Prav kot je ime lahko v našem spominu,
a če je povezan z neprijetnimi prizvoki,
si mislimo, da se ga ne bomo spomnili.

In morda porečete, če je tako globoko zakopan,
zakaj bi ga odkopavali, zakaj ga ne pustili počivati?
Mogoče pa tega ne zmoremo.
Neprestano sili na površje,
izraža pa se v naših morah, mitih,
naših najbolj skritih iracionalnih zadržkih.
Skoraj lahko rečemo, da je vir vseh naših stisk,
nezavedni spomin rojstva in njegove groze.

Le tisti, ki so pozabili, kako je zbuditi se sredi noči,
izpolnjen s strahom in občutkom,
da levi in tigri rjovejo pod posteljo,
pripravljeni na skok,
bo zanikal obupno moč teh strahov,
ki pa so, v resnici,
le sence originalnega strahu: strahu, ki je rojstvo.

Strah.
Kako malo nas je, ki vemo kako veliko je
podzavestnega strahu v naših življenjih.
In ves ta strah je povezan z grozo, kar rojstvo je.

Lahko si le zamišljamo,
kako bi se bilo roditi brez teh strahov,
ali s tem strahom, ki pa je v hipu izgnan kot ogenj,
ker ga zasačimo preden se razplamti in
pobegne nadzoru.
Ja, če bi ta strah lahko izničili predno se razplamti,
kako nenavadno življenje bi imel
tako blagoslovljen.

Namen te knjige,
cele te zgodbe ni le spremeniti porod
v nekaj prijetnega.
Precej, precej bolj je ambiciozen:
cilja, da bi postal načrt za rojevanje herojev,
tistih izjemnih bitij, pri katerih se zdi,
da ne poznajo strahu in torej lahko mogočno
pijejo iz čaše življenja.
Temeljno vprašanje je bilo zakaj se zdi,
da nikoli nikogar ni zaskrbel otrokov protest,
in so celo ignorirali njegovo stisko in obup?
Morda pa je tu nekaj, kar mi sami nočemo videti,
najverjetneje, ker bi zbudili kaj neprijetnega
iz globin nas samih, kar raje ne bi spoznali:
naš lasten strah pred smrtjo.

Nenavadno, mar ne, da se zdi kot da je globoka,
skrita povezava med rojstvom in smrtjo?
Kot da strah pred smrtjo, temno senco,
ki zasenči celo naše življenje,
ni drugega kot podzavestni spomin na ...
strah, ki smo ga čutili, ko smo se rodili.

Tako torej ...
ampak, to je skoraj prelepo, da bi bilo res ...
rojen brez tega strahu,
bi lahko potoval skozi življenje
svoboden kot ptica.

Smo zato prerezali popkovino tako brezčutno,
na nepravi način?
Lahko bi rekli, da gre zato, da otrok zadiha.
Zakaj pa smo tako neučakani s tem,
da mora zadihati takoj?
Seveda je tu racionalen odgovor:
pomanjkanje kisika bo poškodovalo možgane –
ki je precej točen.
A, kot po navadi,
se za racionalnostjo skriva globlji,
skrit pomen.
Čeprav se tega ne zavedajo, tisti,
ki prisostvujejo, opazujejo rojevanje otroka,
podzavestno, nezavedno "zadržujejo dih!"
Kot da bi se spet znašli na tej strašni točki,
Tem dramatičnem mostu med
življenjem in smrtjo ...

In, ker nimamo popkovine,
ki bi dihala za nas in nas oskrbovala s kisikom,
situacija kaj hitro postane neznosna ...
za nas, seveda.
"Nekaj moraš storiti!
Nekaj moraš storiti!"
doni nesrečni glas znotraj nas ...
Glas naše lastne tesnobe.
Medtem, bi nam bilo najlažje, najbolj
zdravorazumsko,
globoko zajeti sapo,
namesto:
prerezati popkovino!
Uboga žrtev tega dramatičnega nesporazuma,
te podzavestne projekcije,
je kruto prikrajšana za zaloge kisika iz popkovine
in se nenadoma znajde v dušenju do smrti.
Skrajen obup dokonča ostuden krik,
ki ga vsi tako nestrpno pričakujejo
in prinaša nasmeh na obraze ...
norcev, kakršni smo.
"Bravo, bravo! Diha!"
vsi razlagajo, z velikim olajšanjem.
"Bravo, sedaj lahko diham. Olajšan sem,"
je tisto kar bi morali reči,
če bi nam bilo vsaj malo jasno in bi se zavedali kaj
se dogaja ... znotraj.

Ta proces projekcije se bo sedaj
nadaljeval v neskončnost.
In mi ga ponosno imenujemo vzgoja.
Pa je rojstvo res tako pomembno,
bi se kdo vprašal.
Ne traja dolgo, to lahko zatrdimo,
v primerjavi s tem koliko je trajalo
doslej in bo poslej.
Morda je le neprijeten trenutek skozi katerega se
moramo prebiti.
A to je morda nekoliko spolzko.
Konec koncev,
tukaj je še en tak neprijeten trenutek,
ki, čeprav enako kratek odločno vrže dolgo senco,
se pravi smrt.

Ja, rojstvo in trenutki, ki mu sledijo,
čeprav le nekaj njih,
bodo pustili sled za vse življenje.
Kot da bi se odpravili v napačno smer,
začenši z napačno nogo.
Kot da bi ladja zapustila pristan z ubogim
kapitanom,
ki ne ve, da ima pokvarjen kompas.
Ta kompas, bi lahko rekli,
je dihanje.
Ko se rodimo, vstopimo v kraljestvo dihanja.

Vkrcamo se na to neskončno nihanje,
ki nas bo nosilo skozi življenje,
da nas ubogljivo dostavi v roke smrti.
Dihanje je občutljiva ladja na kateri prečkamo
ocean življenja.
Vsi dihamo, seveda.
Lahko bi celo rekli da … vse.

Za nas velja, da dihanje – svobodno ali poškodovano,
odloči o vsem pomembnem.
Koliko ljudi preživi življenje napol zadavljeno,
Nesposobni pravega uvida?
Kaj šele pravega veselja?
Živeti svoboden pomeni dihati polno, svobodno.
To pa zahteva čvrst hrbet.
Se pravi hrbtenico, ki je svobodna.
Svobodna in prožna, upogljiva, gibčna.
Večina ljudi se pretolče z metlo namesto hrbtenice.
Duševno bolni, na primer,
niso sposobni zajeti zares globokega vdiha.
Če je le najmanjša blokada vzdolž hrbtenice,
bo dihanje,
ki je osnova življenju, oslabljeno.
Posledice se bo čutilo vse življenje.
Podobno kot dva človeka nimata enakega obraza,
niti dva ne dihata povsem enako.
Vsak diha na svoj način.

Ponavadi zelo slabo.
Pravzaprav ljudje pravijo:
"Vem, da slabo diham.
Morda bi se lahko naučil prav."
Nekateri celo poskusijo.
Morda pa je dihanje nekaj, kar se ne da naučiti.
Način dihanja smo zapečatili, enkrat za vselej,
v trenutku, ko smo se rodili.

Veliko bolje je, če že takrat temu posvetimo pozornost.

Bolj nevarni so, ki pravijo:
"Brezkompromisen porod zaznamuje otroka.
A življenje ni igra.
Je neusmiljen boj. Džungla.
Hočeš ali nočeš, moraš biti silovit."
Napačno je misliti,
da rojstvo brez silovitosti pripelje do otrok,
ki so pasivni, slabotni, počasni.
Prav nasprotno.
Rojstvo brez silovitosti pripelje do močnih otrok,
saj so osvobojeni, brez navzkrižij.
Svobodni in popolnoma budni.
Silovitost ni moč. Prav nasprotno je.
Silovitost in neobrzdanost sta maski šibkosti,
nebogljenosti in strahu.
Moč je gotova, popolna in nasmejana.

A o tem bi težko prepričali odvetnike silovitosti in neobrzdanosti.
Saj so oni sami trpeli, zato imajo navado reči:
"Življenje je bilo neusmiljeno z mano. Premetavalo me je vsenaokoli in to me je storilo kar sem. Naj bo tako tudi za moje otroke."
Kar pa je prav tako zlobno kot če rečemo: "Trpel sem, naj trpijo tudi oni."
Oko za oko.
Strašljiv zakon maščevanja.
Nespodoben krog akcije in reakcije.
Vodi le v neskončno revščino in trpljenje.
Najboljši način s katerim zagotovimo, da bo grenak priokus ostal v naših ustih za vedno.

Videli boste, da isti ljudje govorijo: "Pa kaj če ženske trpijo med porodom. Zagotovo so si zaslužile."

Kaj je tisto, kar te ljudje dela tako zagrenjene, tako jezne?
Niso še oprostili.
Podzavestno so še vedno polni sovraštva do ... lastnih mater.
To sovraštvo je pri koreninah vseh pohodov na mučilni kol inkvizicije, križarstva.
Vseh gnusnih masakrov izvršenih

v imenu kralja in domovine,
ali celo Boga.
To isto sovraštvo, ki je pri koreninah občutka
krivde, občutka greha.
Greh! Ničesar takega ne obstaja kot je greh.
Tako imenovani greh ni nič drugega kot naša
slepota in nevednost.
Naša pozabljivost strahu, kar rojstvo je, za otroka.
Bolečina in trpljenje ne zadostita Boga.
Če kdo dvomi, da je bolečina nujna
je tu naravni porod, ki dokazuje nasprotno.

Kaj še lahko povemo?
Le eno stvar.
Poskusite.

Vse povedano je tako enostavno, da se nekdo
lahko počuti osramočen, ker je dvomil toliko časa.
Morda smo izgubili občutek za enostavnost.
In ko smo doumeli bistvo te cele zgodbe,
zakaj ne poskusimo?

Hja, potrebno je ... veliko poguma.

Prav tako pa potrebujemo potrpljenje in
skromnost.
Zadržati moramo v mislih,
da je to otrokova prva izkušnja v življenju.
Kot vsak dober učitelj ve, obstaja sveto pravilo:
Otrokova pravica,
da preizkuša in ustvarja svoja odkritja.

Ja, potrpljenje, ponižnost in tišina,
pa zavedanje, da je novodošli oseba, ki jo srečamo
in pozdravimo po tem,
ko je skoraj utonil v viharju.
Ah, in seveda ...
Ljubezen.
Brez ljubezni –
porodna soba je lahko popolna s pravo
osvetlitvijo, stene zvočno-izolirane,
v kadi ravno prava temperatura vode –
pa bo otrok še vedno kričal.
Če obstaja še sled nestrpnosti,
kakršnakoli potlačena jeza v nas samih,
jo bo otrok povzel nemudoma.
Njegova zaznava je strašljivo ostra.
Otrok se zaveda vsega.
Na svoj skrivnosten način.
Ujame vse, vidi naravnost v naše srce,
pozna barvo naših misli in vse to brez jezika.

"Še vedno nam nisi povedal,
kaj nastane iz otrok rojenih v tišini?
Se v čem razlikujejo od ostalih otrok?"
"To je nekaj zelo tenkočutnega. Morali boste
pogledati sami!"
"Vseeno, lahko mi vsaj poskusiš razložititi?"
"Vsi preživimo življenje pod maskami. Maska
tragičnosti je bolj pogosta od maske komedije.

In prav to masko tragedije vidite na obrazu večine
novorojenih:
njihove vejice prepletene in
kotički njihovih malih ustec
so obrnjeni navzdol.
Maska, ki skriva resnični obraz in
večina med njimi zgleda ... grdih.
Uboge matere so razočarane,
saj so pričakovale ‚lepega' otroka.
Hvala Bogu je tu nova maska.
Široka usta raztegnjena v nasmeh,
s sproščenimi obrvmi in
očmi utripajočimi od zadovoljstva,
da ne rečemo vzhičenja."

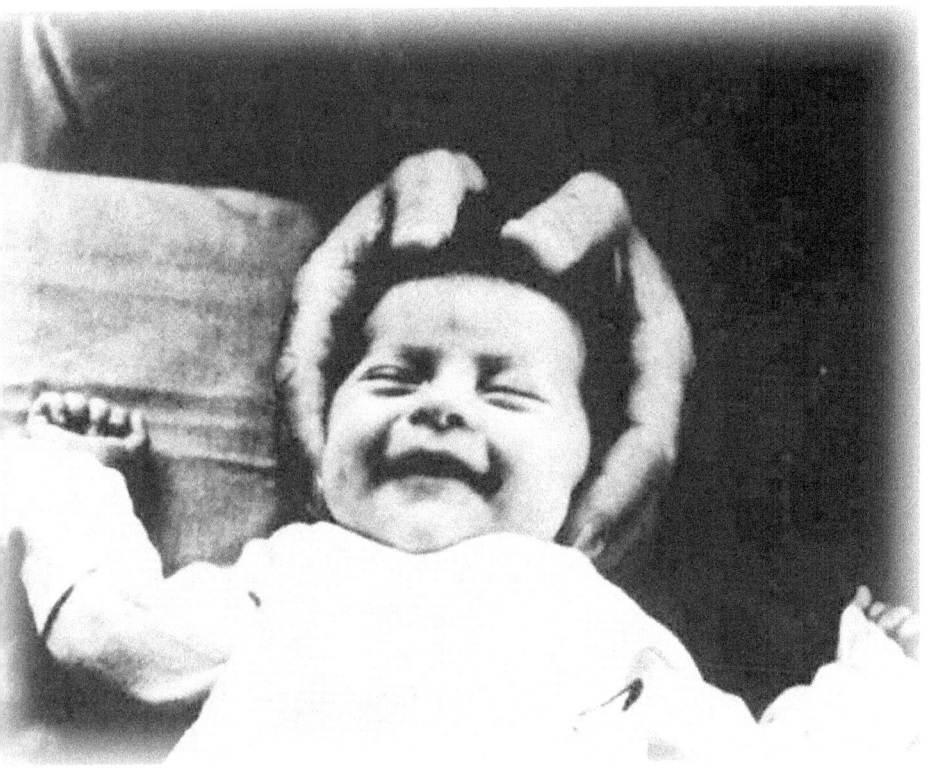

"Ampak take maske ne vidimo
na novorojenem otroku?"
"Mislite, da ne? Zakaj potem ne poizkusite sami?"
"Joj! Ta otrok se zares smeji.
Pravzaprav je v ekstazi!"
"Težko verjeti, mar ne?"

"Ampak ta slika nima prav nič opraviti
s tem o čemer smo razpravljali.
Otrok, ki ga kažeš mora biti vsaj tri mesece star.
Otroci se pred to starostjo ne smejijo."

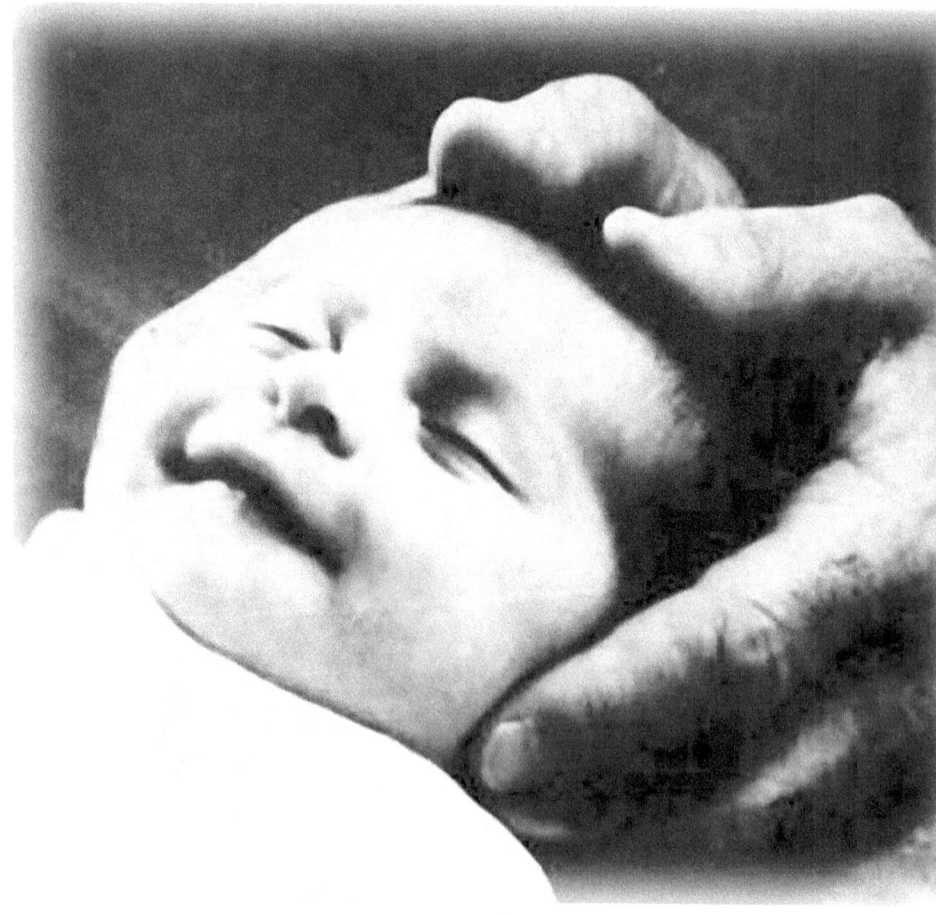

"Tako ljudje mislijo. Ljudje in knjige.
Otrok, ki ga vidite ni star niti štiriindvajset ur."
"Jaz ... ne morem verjeti."
"Sam moram priznati, da slika novorojenega ni kot smo je vajeni."
"In vendar je še vedno druga maska."
"Ne vem, če ti sledim."
"Lahko rečeš, da veselje ni boljše od trpljenja.
Saj ne more trajati.
Oboje sta čustvo,
ki s časom ne more drugače
kot da se obrne v svoje nasprotje.
Smeh in solze so zelo blizu, veš.
Dosti bolje je, ne nositi maske.
Dosti bolje je biti osvobojen čustev,
obojih slabih in dobrih."
"Osvobojen ... čustev?
Karkoli že s tem misliš? Ne vem, če bi to rad.
No, pa vseeno, kaj nam pa ostane,
če nimamo čustev?"

"Hja ...
nekaj onstran solz in smeha,
Mir in Vedrina
Sveto! Svetost! Sveto!"

www.ingramcontent.com/pod-product-compliance
Lightning Source LLC
Chambersburg PA
CBHW060400190526
45169CB00002B/679